哈洛新知
Hello Knowledge

知识就是力量

U0362892

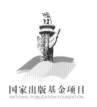

牛津科普系列

全球疼痛危机

[美]朱迪·福尔曼/著

刘通/译

华中科技大学出版社
http://www.hustp.com
中国·武汉

湖北省版权局著作权合同登记　图字：17-2021-115 号

图书在版编目（CIP）数据

全球疼痛危机/（美）朱迪·福尔曼（Judy Foreman）著；刘通译 . —武汉：华中科技大学出版社，2022. 8
（牛津科普系列）
ISBN 978-7-5680-7927-3

Ⅰ . ①全… Ⅱ . ①朱… ②刘… Ⅲ . ①疼痛－诊疗 Ⅳ . ① R441. 1

中国版本图书馆 CIP 数据核字（2022）第 095059 号

全球疼痛危机　　　　　　　　　　　　　　　　　　　　［美］朱迪·福尔曼　著
Quanqiu Tengtong Weiji　　　　　　　　　　　　　　　　　　　刘 通 译

策划编辑：杨玉斌
责任编辑：熊　彦　　　　　　　　　　装帧设计：李　楠　陈　露
责任校对：刘　竣　　　　　　　　　　责任监印：朱　玢

出版发行：华中科技大学出版社（中国·武汉）　　电话：（027）81321913
　　　　　武汉市东湖新技术开发区华工科技园　　邮编：430223

录　　排：华中科技大学惠友文印中心
印　　刷：湖北金港彩印有限公司
开　　本：880 mm×1230 mm　1/32
印　　张：9.875
字　　数：222 千字
版　　次：2022 年 8 月第 1 版第 1 次印刷
定　　价：98.00 元

总序

欲厦之高，必牢其基础。一个国家，如果全民科学素质不高，不可能成为一个科技强国。提高我国全民科学素质，是实现中华民族伟大复兴的中国梦的客观需要。长期以来，我一直倡导培养年轻人的科学人文精神，就是提倡既要注重年轻人正确的价值观和思想的塑造，又要培养年轻人对自然的探索精神，使他们成为既懂人文、富于人文精神，又懂科技、具有科技能力和科学精神的人，从而做到"物格而后知至，知至而后意诚，意诚而后心正，心正而后身修，身修而后家齐，家齐而后国治，国治而后天下平"。

科学普及是提高全民科学素质的一个重要方式。习近平总书记提出："科技创新、科学普及是实现创新发展的两翼，要把科学普及放在与科技创新同等重要的位置。"这一讲话历史性地将科学普及提高到了国家科技强国战略的高度，充分地显示了科普工作的重要地位和意义。华中科技大学出版社组织翻译出版"牛津科普系列"，引进国外优秀的科普作品，这是一件非常有意义的工作。所以，当他们邀请我为这套书作序时，我欣然同意。

人类社会目前正面临许多的困难和危机，这其中许多问题和危机的解决，有赖于人类的共同努力，尤其是科学技术的发展。而科学技术的发展不仅仅是科研人员的事情，也与公众密切相关。大量的事实表明，如果公众对科学探索、技术创新了解不深入，甚至有误解，最终会影响科学自身的发展。科普是连接科学和公众的桥梁。"牛津科普系列"着眼于全球现实问题，多方位、多角度地聚焦全人类的生存与发展，探讨现代社会公众普遍关注的社会公共议题、前沿问题、切身问题，选题新颖，时代感强，内容先进，相信读者一定会喜欢。

科普是一种创造性的活动，也是一门艺术。科技发展日新月异，科技名词不断涌现，新一轮科技革命和产业变革方兴未艾，如何用通俗易懂的语言、生动形象的比喻，引人入胜地向公众讲述枯燥抽象的原理和专业深奥的知识,从而激发读者对科学的兴趣和探索,理解科技知识,掌握科学方法,领会科学思想,培养科学精神,需要创造性的思维、艺术性的表达。"牛津科普系列"主要采用"一问一答"的编写方式,分专题先介绍有关的基本概念、基本知识,然后解答公众所关心的问题,内容通俗易懂、简明扼要。正所谓"善学者必善问","一问一答"可以较好地触动读者的好奇心,引起他们求知的兴趣,产生共鸣,我以为这套书很好地抓住了科普的本质,令人称道。

王国维曾就诗词创作写道:"诗人对宇宙人生,须入乎其内,又须出乎其外。入乎其内,故能写之。出乎其外,故能观之。入乎其内,故有生气。出乎其外,故有高致。"科普的创作也是如此。科学分工越来越细,必定"隔行如隔山",要将深奥的专业知识转化为通俗易懂的内容,专家最有资格,而且能保证作品的质量。"牛津科普系列"的作者都是该领域的一流专家,包括诺贝尔奖获得者、一些发达国家的国家科学院院士等,译者也都是我国各领域的专家,这套书可谓是名副其实的"大家小书"。这也从另一个方面反映出出版社的编辑们对"牛津科普系列"进行了尽心组织、精心策划、匠心打造。

我期待这套书能够成为科普图书百花园中一道亮丽的风景线。

是为序。

（总序作者系中国科学院院士、华中科技大学原校长）

推荐序

　　疼痛是人类最原始而最普遍存在的一种痛苦。医学就是随着人类试图减轻这份痛苦的最初愿望而诞生的。当前，疼痛已引起全世界的高度重视。但长期以来，人们对疼痛的认识往往限于认为它只是疾病的一种症状，只要疾病治好疼痛就会消失，因而并未认真加以研究。进入 21 世纪以来，大量的国际先进疼痛诊疗技术被引入我国，我国临床疼痛学科得到了空前的发展，在世界疼痛医学领域占有非常重要的位置。但中国疼痛医学的发展和为民除痛的神圣事业仍然任重道远！

　　《全球疼痛危机》的出版非常契合中国当前的时代背景，我希望本书能让更多的读者了解疼痛，并能选择正确的除痛途径。这本书的作者和译者都是国际知名的一流学者，这不仅是一本为大众撰写的优秀科普读物，也是严谨出色的学术作品。

韩济生

中国科学院院士

译者序

众所周知,疼痛是人类疾病较常见的症状之一,以疼痛为首诊症状而就诊的病例占总病例的约17％。开展疼痛临床诊疗,消除疼痛,是舒适化医疗的基础,更是人类经济社会发展的迫切需要。那么,疼痛是否本身就是一种疾病,还是仅仅是疾病的伴随症状? 长期以来,对这个问题众说纷纭。人们后来发现,有些慢性疼痛是没有一直伴随着疾病的,例如,在原发的带状疱疹治愈后,有一部分人患上了疱疹后神经痛,其中一些人的疼痛竟可以持续数十年之久。2018年6月18日,世界卫生组织(World Health Organization,WHO)发布了《国际疾病分类第十一次修订本》,慢性疼痛终于有了自己的疾病编码。自此,慢性疼痛正式被视为一种疾病,总算持之有故。

然而,关于疼痛的许多科学问题尚未解决。例如,不同类型疼痛的病因各是什么? 慢性疼痛的流行病学数据是否翔实? 疼痛造成的社会经济负担有多大? 吗啡和大麻的镇痛机制是什么? 这些药物引发的社会问题是什么? 疼痛的未来研究方向和治疗前景如何? 带着这些疑问,本书作者在国际视野下,审视疼痛(尤其是慢性疼痛)在世界各国(地区)所造成的医疗和社会问题，提出了一些自己独到的见解，发人深省。本书提出全球范围内的"疼痛危机"这一论述，可以说是非常及时而又精确的。如何"化危为机"是摆在疼痛学者面前的重大课题。

令人耳目一新的是，本书作者没有采取说教的方式向读者灌输自己的个人观点，而是采用"一问一答"的方式，在疼痛基础和临床研究、疼痛社会学各个方面提出了多个问题，并给出了答案。重要的是，本书作者也并不是要针对每个问题给出所谓的"标准答案"，而是通过运用大量的事实、生动的案例，以及最前沿的科学研究成果，引导读者在阅读中独立思考，并作出自己的评判。当然，读者也可能并不完全认可本书作者给出的所谓"答案"。我猜想本书作者的目的应该是，首先引发读者对疼痛领域的科学问题和疼痛临床诊疗现状的深入思考，从而让读者给出自己的判断和可能的解决方案。同时，本书作者在倡导疼痛的基础研究、临床研究和经济社会学研究的交叉融合方面，提出不少值得我们借鉴学习的有价值的观点。

科学研究没有国界。虽然本书作者主要立足于欧美国家的疼痛医学现状、案例和法律法规来进行自己独立的分析，但是"他山之石，可以攻玉"，欧美国家的经验和教训对中国的疼痛基础和临床研究与相关政策法规的制定，依然具有非常重要的借鉴意义。当然，本书作者站在欧美国家的立场，就某些问题的看法来说，不可避免地具有局限性。如果我们持"拿来主义"的观点或照搬挪用，那么这种态度也并不可取。只有根据每个国家的具体国情，具体问题具体分析，才能及时制定出合适的具体政策。本书不但可以为从事疼痛相关的科学研究、医学教育、科研管理、政策研究、哲学研究等方面的人员提供重要的参考,也可以为所有跟疼痛医学有关、对疼痛研究感兴趣的人士,包括医学生、临床医生、护士和理疗师等,提供有关疼痛的基础知识和研究思路。我们翻译本书的目的之一是向大众介绍疼痛的基础知识、疼痛治疗的现状以及疼痛学科未来的发展方向。当然,本书也提供了关于疼痛诊疗的参考知识,对广大的疼痛病友来说,确实值得一读。

一个史无前例的"全球疼痛危机"时代已经来临,免除疼痛是我们全人类的共同责任和历史使命。在人类与疼痛做斗争的历史长河中,依靠疼痛生物学基础研究的进展和疼痛医学诊疗技术的进步,科学家终将解开疼痛之谜,使人类免除疼痛的折磨。让我们深感遗憾的是,本书作者较少提及中国在"全球疼痛危机"中的现状和应对方略。据悉,中国大约有 1 亿慢性疼痛患者。近年来,中国的疼痛学科虽然取得了长足的进步,但是与如此庞大的疼痛患者群体的需求相比,仍存在较大的进步空间。国际疼痛研究学会(The International Association for the Study of Pain, IASP)将每年 10 月第 3 个周一定为"世界镇痛日"(Global Day Against Pain)。我国为响应这一倡议,将每年 10 月第 3 个周一起始的一周作为"中国镇痛周",并提出"免除疼痛是患者的基本权利,是医师的神圣职责"。1989年成立的"中华疼痛学会"是我国的疼痛学术团体,后来改称"中华医学会疼痛学分会"。2007 年,我国卫生部(现卫生健康委员会)签发了《卫生部关于在〈医疗机构诊疗科目名录〉中增加"疼痛科"诊疗科目的通知》(卫医发〔2007〕227 号),确定在《医疗机构诊疗科目名录》(卫医发〔1994〕第 27 号文附件 1)中增加一级诊疗科目"疼痛科",代码"27"。根据这一文件,我国二级以上医院可以开展"疼痛科"诊疗科目诊疗服务。这是中国疼痛医学发展史上极为重要的里程碑。中国的疼痛学人和临床医生,已经在如针灸镇痛、疼痛科诊疗实践等方面取得了举世瞩目的成就,在应对这场"全球疼痛危机"时,也一定能贡献中国智慧和力量。

很高兴有机会将这部著作翻译成中文,以飨读者。期望读者通过阅读本书,能够加深对疼痛的了解,激发对疼痛研究的兴趣,并且加深对疼痛患者的理解和关爱。本书是团队努力的成果,在翻译过程中,译者力求忠实于原作者的立场和语义,同时增加了一些注释,这样有助于中国读者更好地理解本书。另,秉承环保理念,本书以电子资源的形式免费为读者提供参考文献,二维码附于文后,扫描可阅。本书涉及面广,知识丰富,在翻译中难免存在疏漏,恳请读者不吝指教。

刘通

2019 年于苏州

绪论

根据美国医学研究所[①](Institute of Medicine,IOM)的统计数据,仅美国就有约 1 亿人遭受慢性疼痛的折磨,约占成年人口的 40%。但是由于该报告的统计人群不包括婴幼儿、军人、生活在疗养院的人和关押在监狱的人,因此这个统计数据很可能是被低估了。事实上,慢性疼痛是一个比心脏病、癌症和糖尿病加在一起还要严重的健康问题。在美国,每年由于慢性疼痛产生的直接医疗成本和生产力损失估计高达 5600 亿至 6350 亿美元。

然而,美国政府没有意向给疼痛领域的科学研究分配任何更多的资源。最近,美国国立卫生研究院(National Institutes of Health,NIH)的统计数据表明,在略高于 300 亿美元的经费预算中,只有 1.6% 的经费预算被用于疼痛研究。有外界分析师认为,这个数字其实更接近 0.63%。对比更为明显的是,美国政府在艾滋病的科学研究上投入的经费分摊到每个艾滋

---

① 成立于 1970 年的美国医学研究所,现名美国国家医学院(National Academy of Medicine),隶属于美国国家科学院。美国医学研究所是一个非营利性的研究组织,其涉及的主要领域包括生物学、医学和健康事业,也包括行为社会学、人类学、管理学、法学、物理学和工程学等学科领域。美国医学研究所工作的主要目的是通过甄别和综合相关的科学发现和事实,以及通过严格的商讨程序,帮助美国政府形成最终的卫生决策。——译者注

病患者,平均是 2562 美元;而政府在疼痛的科学研究上的经费投入分摊到每个疼痛患者,平均只有 4 美元。

在美国,尽管疼痛是导致患者功能障碍的主要原因,但是如上所述,现实状况就是这样,并未引起足够重视。

一般来说,到了患者临终的时候,医生理应确保患者的疼痛得到缓解。但现实是,甚至仍然有三分之一接受临终关怀的美国人在疼痛中死去。然而,对剩余三分之二的人而言,这就是好消息了。

疼痛无处不在! 疼痛不会放过地球上的任何一个国家。在世界各地,不论在发达国家还是在发展中国家,有多达 40% 的人遭受着慢性疼痛的折磨,而且其中大多数是女性患者。

在世界上的其他地方,慢性疼痛的现状与美国相似,甚至有过之而无不及。事实上,据哈佛全球公平倡议(Harvard Global Equity Initiative,HGEI)的研究人员报道,在全球富裕国家和贫穷国家所有的健康不平等的情况中,获得吗啡和其他处方类止痛药方面的鸿沟是最大的。

在一项对 41 个欧洲国家的研究中,研究人员发现这些国家在阿片类止痛药的获取上存在着巨大问题。在立陶宛、阿尔巴尼亚和乌克兰,疼痛患者几乎无法获取一些必需的阿片类止痛药。研究人员将这一状况称为“公共卫生灾难”。

根据世界卫生组织的统计数据,大致上来说,全世界有数以千万计的人因无法获得管控药物(如阿片类药物)而遭受疼痛的折磨。这些人不仅包括 100 万晚期艾滋病患者、550 万晚期癌症患者和近 100 万曾受意外或暴力伤害的人，还包括许多慢性病患者、婴幼儿和分娩的妇女。

我们可以想象患者在临终时仍在遭受疼痛折磨的情景。这种"全球疼痛危机"造成的结局无疑是很悲惨的！

2011 年，有非政府国际组织发布报告称，由于患者根本无法获得或只能获得少量吗啡（吗啡是一种既便宜又有效的阿片类止痛药），全世界有数千万人在疼痛的折磨中死去。然而，由于该组织只随访临终患者遭受疼痛的情况，而且仅包括癌症和艾滋病这两种疾病的临终患者，而不包括长期生活在慢性疼痛中的患者，上述统计数据可能被严重低估了。

美国癌症协会（American Cancer Society, ACS）的调查结果也证实了这一令人沮丧的图景。在非洲的埃塞俄比亚，人口约有 9000 万，但是全国能提供吗啡的病房屈指可数。在非洲的尼日利亚，人口约有 1.74 亿，却基本上没有人接受疼痛治疗，即使一剂吗啡只需要花几美分。每年死于癌症或艾滋病的尼日利亚人有 17.3 万，但全国的阿片类药物储备仅够治疗其中的 274 人。

全球其他有些地方的情况甚至更糟糕。据统计，2012 年全世界有 240 万人在没有接受任何疼痛治疗的情况下死亡。

情况原本不应该发展成这样。

其实，早在 1961 年，国际社会就通过了《麻醉品单一公约》（Single Convention on Narcotic Drugs）。该公约于 1964 年生效，并规定麻醉品（指阿片类药物）的制造、进出口、分销、处方和特许必须在政府授权下进行,并由《麻醉品单一公约》下设的国际麻醉品管制局(International Narcotics Control Board)这一机构负责监督。

《麻醉品单一公约》的签署旨在解决两个问题,即药物滥用和阿片类止痛药获取困难。事实上,《麻醉品单一公约》明确指出,"麻醉品在医药上用以减轻痛苦仍属不可或缺,故须妥为规定使麻醉品得以供此用途"。

但是,直到50多年后的今天,该公约的承诺内容仍然没有完全实现。事实上,国际麻醉品管制局也承认慢性疼痛患者的需求依然被大家所忽视。2010年,该局的一份特别报告承认,"并未对公约的其他目标给予同等重视,即确保管制药品的充分供应"。姑息治疗专家对此观点表示强烈赞同。

其实,有很多的原因造成了这种悲惨的现实状况。其中一个重要原因是,包括美国在内的许多国家(即便不是大多数国家)都存在多种流行病,然而,只有一种流行病,即阿片类药物滥用的流行病,受到了公众的关注。关于阿片类药物滥用与药物过量、成瘾和相关犯罪活动的报道,总是成为头条新闻。在2013年,阿片类药物滥用就导致16235名美国人死亡。然而,在更大范围内的慢性疼痛的流行却很少被公共媒体提及。

2014年,美国国立卫生研究院召开了"蓝丝带小组"会议,会议报告称,片面的新闻报道导致疼痛患者受到了不当指责,因而患者对阿片类止痛药的合法需求常常难以得到满足。

造成全球慢性疼痛流行这一悲剧的另一个重要原因是,各国政府经常对阿片类止痛药实施前后不一的、过度严苛的监管。一项调查发现,40 个国家中有 33 个国家对吗啡的处方实施了法律限制,而这些法律限制比国际药物协定要求的更严厉。甚至就其中某些法律限制而言,国际药物协定并不作强制要求。

还有一个重要原因是,医学院校几乎从不对医学生进行疼痛医学的相关教育培训。虽然疼痛科学家正在逐渐了解慢性疼痛对身体产生的复杂影响,但包括美国在内的世界各地的临床医生对疼痛医学仍然知之甚少。2011 年,约翰斯·霍普金斯大学的研究人员对美国和加拿大 117 所医学院进行了调查研究。结果发现,在医学院的 4 年学习期间,美国医学生接受疼痛教育的平均时长仅为 9 小时,加拿大的医学生为 14 小时。其他研究表明,兽医学专业的学生接受疼痛教育的时间更长,平均达到了 87 小时。

其他发达国家的情况也是如此。2011 年,英国伦敦国王学院的研究人员对 19 所设有口腔医学、助产学、护理学、职业治疗、药学、物理治疗和兽医学等专业的院校进行了调查研究。结果发现,学生接受疼痛教育的平均时长为 12 小时,其中物理治疗和兽医学专业的学生接受疼痛教育的时间是最长的。

那么,世界上发展中国家的情况是怎样呢?发展中国家通常没有疼痛治疗方面的专业培训。在非洲和中东地区接受调查的 12 个国家中,近 50％的国家从不向医学院校毕业的学生提供有关疼痛治疗方面的培训。

据估计,美国没有得到适当治疗的慢性疼痛患者,占比高达 40％～70％。此外,即便人们已经越来越认可疼痛治疗的潜力,医生却也几乎不提供个性化的整合治疗方案给疼痛患者,其中包括针灸、按摩、物理治疗、体育锻炼、心理治疗和其他治疗。

简而言之,"全球疼痛危机"的爆发,实质上就是人们被忽视所折磨。我在本书中提供了可能挽救这个危机的方案。毕竟,在 21 世纪的今天,全世界数以百万计的人没有必要继续"疼痛着生活"和"疼痛着死亡"。

朱迪·福尔曼
美国马萨诸塞州剑桥市
2016 年 10 月

目录

4　全球"阿片危机" 131

5　大麻

6 西医治疗慢性疼痛   173

何谓慢性疼痛?

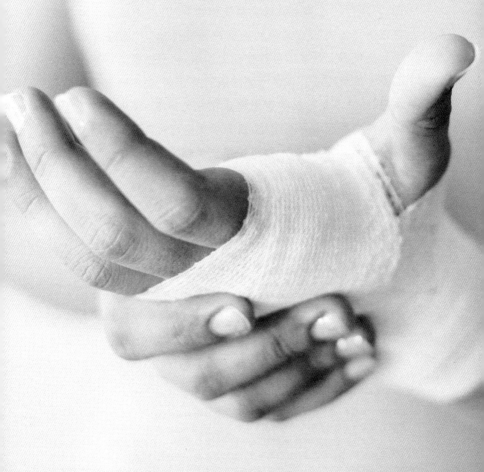

何谓疼痛？

　　国际疼痛研究学会于 1979 年重新给疼痛下的官方定义是：与现存的或潜在的组织损伤相关联的，或者根据这种损伤可以进行描述的不愉快的感觉和情感体验。[①] 国际疼痛研究学会是世界上最权威的疼痛研究组织，由分布在全球多个国家的多名成员组成。该学术团体随后补充说：如果患者无法口头沟通，也并不能因此否定患者正在经历疼痛，以及需要适当地缓解疼痛的可能性。记住，这个观点是至关重要的。就慢性疼痛患者而言，即使在没有组织损伤的情况之下，神经细胞也会持续向大脑发送疼痛信号。

何谓慢性疼痛？

　　慢性疼痛通常是指持续时间超过 3 个月的疼痛。[②] 因为慢性疼痛会引起神经系统本身的结构和功能的改变，所以人们就不能将慢性疼痛简单地视为不会消退的急性疼痛。当这种情况发生时，慢性疼痛就不仅仅是其他疾病的伴随症状，而其

---

　　① 近年来，学术界对国际疼痛研究学会关于疼痛的定义并不十分满意，并提出要修改疼痛的定义。人们对此定义的批评意见主要有：(a)疼痛的定义中关于"不愉快"的描述不十分令人满意；(b)事实上，疼痛与组织损伤之间没有必要的关联；(c)该定义忽略了一些疼痛体验的重要维度，如认知方面和社会的维度；(d)严重依赖自我描述，从而有可能忽视缺少交流能力的患者的疼痛。目前，关于疼痛的最新定义尚未形成共识，但新的定义一定是与现有的定义兼容的、哲学上合理的、生物学上相关的、临床上适用的、对疼痛患者和医生都有实际意义的。——译者注

　　② 这是以前的提法，现在多认为持续时间超过 1 个月的疼痛为慢性疼痛。——译者注

本身应该被视为一种独立的神经系统疾病。①

疼痛分为不同类型吗？

是的。疼痛可分为 4 种基本类型②：伤害性疼痛（nociceptive pain）、炎症性疼痛（inflammatory pain）、功能失调性疼痛（dysfunctional pain）和神经性疼痛（neuropathic pain）。有时，慢性疼痛可能涉及几种不同类型的疼痛的组合。例如，癌性疼痛（cancer pain）通常是伤害性疼痛、炎症性疼痛、神经性疼痛的综合表现。

何谓伤害性疼痛？

举个例子来说，当你用锤子不小心砸到了拇指，你的身体立即会产生强烈反应，这就是伤害性疼痛。"伤害性"一词是指有害或不愉快的刺激产生的感觉。伤害性疼痛的概念相对简单，它本质上表述的是痛觉的"开关"反应。为了触发伤害性疼痛，需要相对较大的（高强度）作用力。如果仅仅用锤子轻轻地触碰你的手，那么你是不会感到疼痛的。

能够引起机体伤害性疼痛的外部刺激通常包括机械力（如

---

　　① 2018 年 6 月 18 日，世界卫生组织发布了《国际疾病分类第十一次修订本》，慢性疼痛终于有了自己的疾病编码。自此，慢性疼痛正式成为一种疾病。——译者注

　　② 本书的疼痛分类主要是依据病因学的分类方法。疼痛其他的分类方法包括：按刺激性质分为机械性痛、热或冷性痛、化学性痛；按时间模式分为急性痛、间断性痛、周期性痛和持续性痛；按疼痛强度分为轻度痛、中度痛、重度痛和极痛；按发生身体部位分为躯体痛和内脏痛；按病程长短分为急性痛和慢性痛；按临床表现形式分为原发痛、牵涉痛和反射痛等。——译者注

用锤子敲击)刺激、过热或过冷的温度刺激以及化学物质(如酸)刺激等。而不太明显的内在刺激,如身体内部某些部位受到的异常机械力作用,也会导致伤害性疼痛,例如,骨关节炎患者体内发生的关节骨与骨之间的机械摩擦,或者心脏等器官缺血缺氧时造成的损伤等。因为伤害性疼痛执行的是正常的生物学功能,它可以提醒人们注意从而避开危险,所以伤害性疼痛基本上被视为"好的疼痛"或者"生理性痛"(机体的适应性反应)。

何谓炎症性疼痛?

炎症性疼痛本质上是不同于伤害性疼痛的。一旦发生疼痛的拇指产生炎症反应,肿胀起来并变红,那么较大和较小的

引起伤害性疼痛的刺激包括机械力(如用锤子敲击)刺激
Photo by Anete Lusina on Pexels

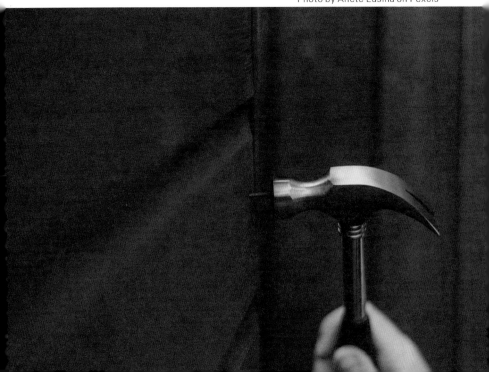

作用力都能触发疼痛，甚至最轻微的触摸也会导致机体产生疼痛的感觉。由机体自身产生的化学物质（被称为促炎性细胞因子），沿着神经纤维传递的疼痛信号将会被放大或加速，所以，只要组织仍然处于损伤并且肿胀的状态，炎症性疼痛就会持续存在。有时候，随着炎症性疾病的进展，疼痛甚至要比刚发病时更为严重，因此，炎症性疼痛被视为"坏的疼痛"或者"病理性痛"（机体的非适应性反应）。

何谓功能失调性疼痛？

第三种类型的疼痛是功能失调性疼痛，这是最恼人的一种疼痛类型。顾名思义，功能失调性疼痛完全属于病理性痛，即

过冷也可引起伤害性疼痛
Photo by Riccardo Bresciani on Pexels

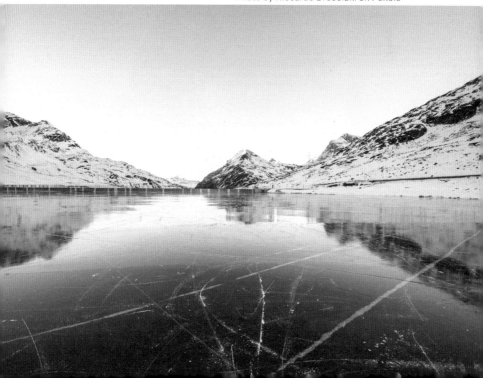

机体的非适应性反应。功能失调性疼痛包括多种疼痛类型,诸如肌纤维痛、肠易激综合征导致的疼痛和某些类型的头痛等。机体可以在没有任何明显外部疼痛刺激的情况之下触发功能失调性疼痛。值得一提的是,当机体发生功能失调性疼痛时,神经系统没有表现出明显受损的迹象,机体也不会产生明显的炎症反应。然而,疼痛信号在周围神经系统和中枢神经系统中都会被显著放大或加速。在这一点上,功能失调性疼痛与炎症性疼痛是相类似的。

何谓神经性疼痛?

第四种类型的疼痛是神经性疼痛。不论从哪一方面来讲,

某些头痛也属于功能失调性疼痛
Photo by Aarón Blanco Tejedor on Unsplash

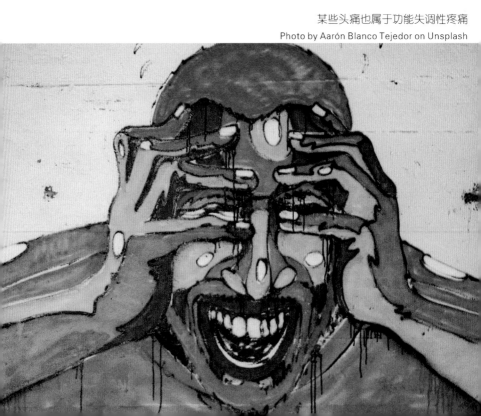

神经性疼痛都是所有疼痛类型中最严重的一种疼痛。神经性疼痛是由神经系统本身的损伤引起的，即原本负责处理痛觉信息的神经系统的功能发生了改变。[①] 重要的是，伤害性疼痛会在伤害性刺激结束时完全消失，然而在神经性疼痛发生后，自发痛仍然会持续很长一段时间。值得一提的是，很多神经性疼痛的患者都有疼痛病史。

与神经性疼痛和功能失调性疼痛相类似的是，疼痛信号在周围神经系统和中枢神经系统中都会被显著放大。许多疾病或者不同类型的神经系统损伤都可能会诱发神经性疼痛，包括神经创伤（如因外科手术等）、神经受压（如来自颈部或椎间盘的压迫等）、有毒化学物质（如化疗药物等）引起的神经毒性损伤、嗜神经病毒（如水痘-带状疱疹病毒等）感染等。

2012 年春季末，加利福尼亚大学旧金山分校的疼痛研究人员艾伦·巴斯鲍姆（Allan Basbaum）和若昂·布拉兹（Joao Braz）报道了神经性疼痛和炎症性疼痛之间存在明显的差异。他们的研究团队将一种胚胎细胞移植到患有神经性疼痛的小鼠体内，该胚胎细胞能产生化学性止痛剂（即 GABA，γ-氨基丁酸）。结果发现，移植的胚胎细胞极大地缓解了小鼠的神经性疼痛，但是并不影响炎症性疼痛。

---

① 2011 年 1 月，国际疼痛研究学会在 *Pain* 上发布了神经性疼痛的最新定义，即神经性疼痛是由躯体感觉神经系统的损伤或疾病而直接造成的疼痛。由于原发性损伤或功能障碍发生在神经系统的部位不同，神经性疼痛主要被认为来源于周围神经系统和中枢神经系统两类神经系统。神经性疼痛的病因包括：物理性的机械损伤、代谢或营养的改变、病毒感染、药物或放疗的神经毒性、缺血性神经损伤等。——译者注

神经系统是如何工作的？

研究人员和临床医生在谈论神经系统时会使用大量的术语，这些术语理解起来并不困难。

中枢神经系统由大脑和脊髓组成，里面充满了神经细胞。有意思的是，科学家们最近在神经系统中也发现了其他类型的细胞，例如作为免疫系统一部分的小胶质细胞，并且这些类型的细胞对疼痛信号的处理加工也起着重要作用。

实际上，电信号沿着初级感觉神经纤维从周围组织（人身体的各部分组织）传递到脊髓中，具体部位是脊髓背角。在脊

外科手术导致的神经性疼痛
Photo by Piron Guillaume on Unsplash

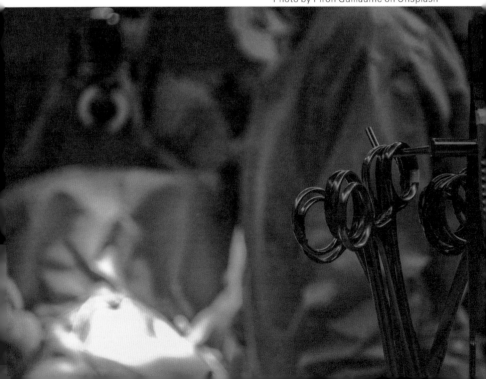

髓背角，初级感觉神经元轴突末梢释放的化学物质将疼痛信号传递给脊髓内的次级感觉神经元，而次级感觉神经元发出的投射纤维一直延伸到大脑，并将信号传递给第三级感觉神经元。第三级感觉神经元则将疼痛信号传递到大脑的各个区域，最终使机体感知到疼痛。

令人印象深刻的是，中枢神经系统中的神经元数量众多。据估计，成年人的脑中约有 1000 亿个神经元，约 100 万亿个突触。

而周围神经系统则是指大脑和脊髓以外的所有神经组织。周围神经系统包含脑神经、脊神经和自主神经等。自主神经系统可进一步细分为交感神经系统和副交感神经系统。交感神经系统负责众所周知的"战斗-逃跑反应"(fight or flight response)，即身体通过释放肾上腺素对压力产生瞬间反应。交感神经兴奋的典型表现就是心率增加、血压升高、血管收缩和出汗。相对而言，副交感神经系统则较为"平静"。当身体处于休息状态时，副交感神经系统会占据主导地位。通常，机体的这两个系统通过协同作用保持内稳态。

神经系统的功能是什么？

毋庸置疑，人体神经系统的主要功能是将来自外界的信息传递到大脑或从身体的某一部分传递到大脑①。所有这些数量庞大、种类繁多的外部信息都是在体内经过转换变成微小的电信号和化学信号来完成加工的。神经元有 3 种基本类型：①感觉神经元。这类神经元对光、触、声音、化学物质和其他刺激作出反应，也是最重要的传递疼痛信号的神经细胞。②运动神经元。这类神经元接收来自大脑和脊髓的指令，使肌肉收缩。③中间神经元。中枢神经系统中的中间神经元只与附近的其他神经元进行"交流"。科学家还使用"伤害性感受器"（nociceptor）这个词，它指的是周围感觉神经纤维的一个亚群，它们仅对能引起疼痛的有害刺激和组织损伤性刺激作出反应。

神经元由几部分组成？

每个神经元由一个包含细胞核的胞体、一条轴突和一束被称为树突的细丝组成。树突的形态看起来就像一缕杂乱分叉的头发一般，起接收传导过来的信号的作用。

轴突的形态看起来就像非常长的细丝，可延伸至 1 米或更长。当轴突被捆绑成纤维状并进一步被包裹成电缆状时，它们被称为神经纤维。坐骨神经因它引起的腿部疼痛（指坐骨神经痛）而为人们所熟知。坐骨神经是身体中最长的神经纤维，它的长轴突能从脊椎底部一直延伸到脚趾。

---

① 人体神经系统一方面控制与调节机体各器官和系统的活动，使机体保持动态平衡；另一方面通过神经系统的计算与综合，使机体对内外环境变化的刺激作出相应的反应。神经系统对生理机能调节的基本活动形式是反射。人脑的高度演化发展，使之成为控制整个机体功能的最高级器官，并具有思维、意识等高级生理功能。——译者注

值得一提的是,神经纤维以不同的传导速度传递信号。其中所谓的 Aδ 纤维,直径相对较大,被髓鞘覆盖,可以非常快速地传递信号,是疼痛信号传导的主要参与者。C 纤维的直径相对较小,由于没有髓鞘包裹,所以传导疼痛信号的速度比 Aδ 纤维慢许多。Aβ 纤维是直径最大、传导速度最快的一类神经纤维,负责传导关于皮肤触觉和压力的信号。

何谓小纤维神经病?

"小纤维神经病"是指周围神经纤维(特别是小直径、有髓鞘的 A 纤维和无髓鞘的 C 纤维)受损伤而产生的神经病变。迄今为止,尽管造成小纤维神经病的根本原因尚未明确,但已

完整的神经元细胞图
Photo by LadyofHats on Wikimedia Commons

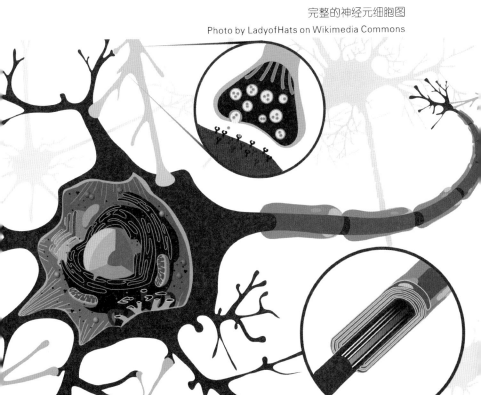

发现许多疾病或药物作用都可以导致小纤维神经病,其中包括糖尿病、甲状腺功能障碍和一些化疗药物(如紫杉醇、长春新碱、奥沙利铂等)。小纤维神经病可导致疼痛和自主神经功能紊乱。此外,对于一些小纤维神经病的病例研究结果表明,小纤维神经病的病因可能与导致神经细胞过度兴奋的基因突变密切相关。

神经纤维传导疼痛信号的专一性如何?

令人大吃一惊的是,不同类型的感觉神经纤维在负责接收外部不同模态的信息时具有专一性,这些外部信息如机械力、化学物质、热或其他刺激等。

尤其重要的是,事实上,周围感觉神经纤维的专一性是极特异化和精细化的。例如,有些温度感受器的受体已经高度演化到能对外界相当小的温度变化起反应。某些感觉神经纤维末梢上存在的 TRPV1 受体[①],可感受到温度超过 109 ℉(约为 42.8 ℃)的热刺激。而与 TRPV1 密切相关的 TRPV2 受体则可以感受到温度高于 126 ℉(约为 52.2 ℃)的热刺激。TRPA1 受体却可以感受到低于 63 ℉(约为 17.2 ℃)的冷刺激。

神经元上的受体感受到外界刺激后会发生什么呢?

一旦神经元上的受体感受到外界的刺激,神经系统的下一个任务就是将刺激信息传递到脑。自然演化为我们提供了一

---

① TRPV1 是一种瞬时感受器电位通道,也是辣椒素的受体。——译者注

个设计精巧的方案来解决这一难题。具体来说，信息在同一个神经元上才用电信号（动作电位）传导，在两个神经元之间则用化学信号（化学突触）传导①。

神经元的树突（分叉末梢）负责接收其他神经元传入的信息，并通过其轴突将信息传导到神经元的另一端。当信息到达轴突的远端末梢时，轴突释放出化学信号物质（自由扩散进入被称为"突触"的神经元之间的狭窄间隙中）。在突触结构中，信号传递链上的第二个神经元负责接收化学信号，并将其转换为电信号，并沿着第二个神经元的轴突向远端传导，从而将化学信号传递到信号传递链上的第三个神经元的突触部位，被第三个神经元的树突所感受，如此重复进行。在电学上，神经元信息的传导通过动作电位的冲动形式来完成，其作用类似于"开/关"转换，相当于给神经元下达一个简单的指令：触发或不触发。尤其重要的是，这是一个全有或全无、是或否的"二进制"体系。

与体内其他细胞类型相类似，神经元被包裹在绝缘的生物膜中。受体或离子通道就镶嵌于这种脂质双分子层中。其中，一些离子通道是"电压门控"的，这意味着它们能被带电离子进出细胞膜的流动所激活。另一类离子通道则是"化学门控"的，这意味着它们能被细胞外的化学物质（包括神经递质等）所激活。在正常的静息状态下，神经元的细胞外带正电荷，细胞内

---

① 有时，神经元之间也存在电突触联系。神经冲动传递通过细胞膜间的缝隙连接来实现，不需要化学物质作为神经递质。突触间隙较窄，其间电阻较低，离子容易双向性通过，故冲动传递的扩布较快。电突触在低等脊椎动物和无脊椎动物体内较多，也存在于哺乳动物神经系统中，只是占的比例较小。——译者注

带负电荷。这是一个很大的区别,细胞外的钠离子浓度是细胞内的 10 倍以上。但是,对于其他带电粒子(如钾离子等)而言,情况则完全相反:细胞内的钾离子浓度是细胞外的约 20 倍。

首先,当神经元接收到一个刺激信号(例如,作用在拇指上的机械压力或对酸敏感的树突接触到酸)时,细胞外的钠离子会通过电压门控钠通道涌入细胞内(现在已知有 9 种基因负责编码电压门控钠通道)。细胞外钠离子的突然流入会产生一种"去极化"现象,或者能逆转细胞内外电荷的分布情况,即出现细胞外带负电荷、细胞内带正电荷的情况。细胞会"认为"这是一种不自然的状态,并立即让细胞内的钾离子流出到细胞外来纠正这一状态。一旦这种情况发生,细胞内外电荷的平衡就又会恢复正常。

换句话说,钠通道充当电信号的分子"放大器",将微小的电信号转换为可沿轴突长距离传导的、无衰减的动作电位的形式。细胞内外电荷的变化非常短暂,仅维持数毫秒,然后在轴突上分段地以步进的方式从上一节段传递到下一节段(也称为跳跃传导)。在许多轴突中,这些节段被髓鞘所包裹,但节段之间有微小的无髓鞘包裹的空隙(称为"节"),钠通道实际上便存在于这些"节"中。因此,当钠离子通过这些钠通道涌入细胞内时,电荷呈"跳跃式"变化着穿过空隙,并且产生足够的电荷使轴突的下一节段发生"去极化",沿着轴突进行下一节段和再下一节段的"去极化"。用专业术语表述的话,这一现象被称为"去极化波"。值得一提的是,在没有髓鞘包裹的神经纤维中,由于电荷没有通过"节"发生跳跃式传导,所以电信号的传导速度就会比较慢。

接下来，当"去极化波"到达神经轴突的末梢时，信息传递的模式从电信号传递转变为化学信号传递。化学物质（神经递质）在轴突的末梢释放后，以自由扩散的方式作用到突触另一侧树突的相应受体上。一个神经元接着另一个神经元地进行突触传递，如此重复。但是，化学信号（神经递质）可能携带完全不同的信息（兴奋性或抑制性）。如果神经递质是所谓"兴奋性"的（如谷氨酸盐），那么所造成的结果是神经兴奋性增加，从而持续传递疼痛信号；另一方面，如果神经递质是所谓"抑制性"的，如具有抑制或镇静作用的神经递质（如 γ-氨基丁酸），那么其结果就是神经兴奋性降低，从而抑制疼痛信号。

毫无疑问，这是非常深奥的理论知识，但是话说回来，这对我们来说都是非常重要的常识。试想一下，科学家们已经揭示

麻醉药可以阻断疼痛信号的传递
Photo by Daniel Frank on Pexels

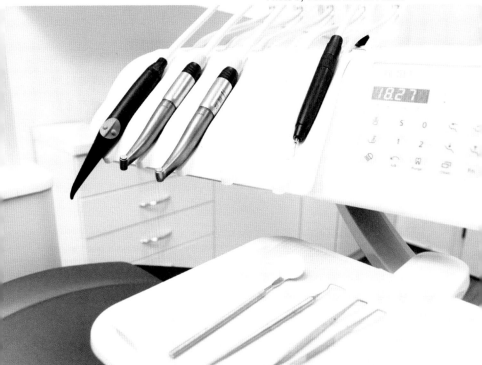

了局部麻醉药是通过阻断钠通道而起镇痛作用的,如果你下次去看牙医,就会明白他们为什么给你使用局部麻醉药(如利多卡因),因为它们的镇痛效果是非常好的。局部麻醉药的镇痛原理就在于,一旦钠通道被阻断,神经元的"去极化波"就永远不会发生。因此,牙科钻头产生的疼痛信号也就不会向大脑发出,大脑自然就不会接收到疼痛信号。值得一提的是,目前研究人员正在研究阻断钠通道的新方法,其中包括使用一些来自海洋贝类的麻痹性神经毒素(它们在早期人体试验中显示出了良好的应用前景)。

疼痛信号是如何传递到大脑的呢?

如果人们要真正地感知疼痛,那么疼痛信号就必须从脊髓背角向上传递到大脑,特别是脑干和丘脑(即所谓的"脊髓丘脑束"),最后到达大脑皮质的相关区域。这样一来,最终人体才会形成疼痛的感知觉[①]。

首先,当疼痛信号通过脊髓背角时,脊髓背角中的神经细胞的作用就像"闸门"一样,负责直接向上发送疼痛信号或者对疼痛信号进行加工处理。

接下来,一旦疼痛信号到达脑干,脑干便开始向脊髓发送电信号或化学信号(下行调控),以试图阻止疼痛信号传入大

[①] 本部分描述的主要是躯干和四肢痛觉的传导通路。头面部的痛觉传导通路与之略有不同。头面部的疼痛由三叉神经的周围轴突末梢所感知,经由中枢轴突传导到脑干的三叉神经脑干复合体。尾端亚核也称为延髓背角。疼痛信号从延髓背角投射到丘脑,再投射到大脑皮质相关区域,形成头面部疼痛的感知觉。——译者注

脑。事实上，市场上不少的镇痛药（如抗惊厥药、阿片类药物和抗抑郁药），都是通过增强这种对疼痛的下行调控来发挥镇痛作用的。

但是，即使在脑干"试图"抑制疼痛信号传入的情况之下，一些疼痛信号也会继续向上传递，并最终到达丘脑部位。疼痛信号通过丘脑传递到大脑的三个主要区域：顶叶的躯体感觉皮质、边缘系统和额叶皮质。顶叶的躯体感觉皮质负责弄清楚疼痛信号来自身体的哪个部位；边缘系统负责联系疼痛的情绪反应；位于额头后面的额叶皮质负责控制大脑的思维能力，并赋予疼痛意义。这些功能真的非常重要。举个例子，人们很早就了解到，与同样受伤的平民百姓相比，充满了英雄主义和荣誉感的受伤的士兵感觉到的疼痛要轻得多，原因在于前者的疼痛没有被我们赋予高尚的意义。同样地，分娩也会使女性遭受地狱般的疼痛，但有些人却认为这是一段美妙的经历。原因在于至少在这段经历之后，女性遭受的疼痛换来了一个可爱的新生宝宝。

为什么大脑会感受到"幻肢痛"呢？

人的大脑躯体感觉皮质内部有一个令科学家们着迷的部位，对大脑这个部位的研究揭示了许多意义深远的重要科学发现。

追溯到 20 世纪 40 年代，加拿大神经科学研究领域的先驱者、神经外科医生怀尔德·彭菲尔德（Wilder Penfield）在清醒并能说话的癫痫患者身上进行了著名的手术。值得注意的是，由于大脑本身并不具有检测伤害性刺激的受体,所以大脑的急性损伤不会造成疼痛。他向患者大脑皮质的不同区域导入了轻微的电流,并同时询问患者身体中的哪些区域感觉到了刺痛或运动。根据这些信息,彭菲尔德医生构建了一张扭曲变形的"人体模型图"(小矮人)。"小矮人"人体模型图展示了躯体感觉皮质的相应区域如何处理来自身体不同部位的感觉信息。

大脑的躯体感觉皮质所形成的"小矮人"是一个看起来体型怪异、有点可爱的缩微"小人",其本质上是关于身体的一张扭曲变形的"人体模型图"。人们注意到的关于这张"人体地图"第一个重要的发现是,负责处理来自口腔、舌头、嘴唇、脸部和手部的感觉信息的脑区在分布比例上非常不相称。显而易见,这一现象揭示了来自某些身体部位的信息对于人们的生存是多么重要。

正如神经系统的其他部分一样,大脑的"小矮人"也具有很强的可塑性或可改变性。举个例子,钢琴家大脑的"小矮人"的"手"看起来与新生婴儿的就很不一样。大脑的"小矮人"理论,对"幻肢痛"问题的解释起着关键作用。"幻肢痛"是指许多发生意外事故或因手术截肢的人,经常会感觉到缺失的身体部位,如手臂、腿部、乳房或身体其他部位,仍然存在且伴随有疼痛感。有时候,这种疼痛会令人难以忍受。例如,一个缺失手臂的人可能会感觉到那只早已不存在的"手"正扭曲地紧紧握着拳头,而指甲则嵌入手掌皮肤,痛苦不已。

举个例子来说,美国加利福尼亚大学的研究人员进行了一项有趣的实验,实验对象是一个因车祸失去左臂的患者。他们发现,在患者脑部的"小矮人"中,来自面部的体感区域非常接近来自手部的体感区域。在实验中，他们首先用棉签触碰患者的脸颊，然后问他感受到了什么。患者说他觉得他的脸颊被触摸了，但同时他那早已不存在的"幽灵拇指"也感觉到了触摸。研究人员推测，患者脑部的躯体感觉皮质"注意到"它没有从左臂获得任何信息（因为患者已经失去了左臂），但不知何故，原本分配给手臂的体感区域被来自面部的神经接管了。

随后，研究人员找到了一种可以帮助幻肢痛患者减轻疼痛的疗法（指"镜子疗法"）。他们用了一个盒子，在盒子上剪两个袖孔，将一个镜子放在里面，研究人员让患者把他的正常胳膊和他的残肢穿过袖孔并向内看。由于镜子的关系，这个人能"看到"他的"完好"的双臂。然后，研究人员要求该患者握紧他健全的手形成拳头然后松开，让他好像真的"看到"两个拳头同

"镜子疗法"有效减轻了患者的幻肢痛
Photo by Phidauex on Wikimedia Commons

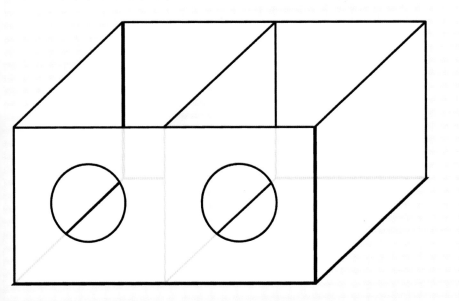

时紧握后松开一般。通过松开实际不存在的看似"完好"的拳头,让患者感觉好像两个拳头真的都松开了。随着治疗的持续,"镜子疗法"确实会逐渐减轻患者的幻肢痛[①]。

身体如何将急性疼痛转变为慢性疼痛?

在相当大比例的人群中,发生在人身上的一系列不愉快事件,共同导致了急性疼痛向慢性疼痛的转变。神经系统本身发生了根本的改变,故慢性疼痛并非指不能消失的急性疼痛。2004 年,美国西北大学的神经科学家瓦尼亚·阿普卡利安(Vania Apkarian)对脑部的扫描研究显示,当疼痛慢性化的时候,它会在很大程度上改变患者的脑部结构。值得一提的是,就某些患者而言,慢性疼痛甚至导致了脑灰质的大量丢失。请注意,这种脑灰质的丢失相当于脑衰老加速了 20 年。

急性疼痛到慢性疼痛的转变是如何发生的呢?

就急性疼痛到慢性疼痛的转变而言,涉及的机制包括"神经可塑性"(神经系统的可改变性)和痛觉敏化的过程。痛觉敏化是指神经细胞对越来越弱的疼痛信号反而变得越来越敏感。这就像优秀的学生那样,神经细胞也能够通过"学习",使其在

---

① 本部分描述的主要是有关"幻肢痛"的中枢神经系统的"神经矩阵重排"理论。近年来,先前不被重视的周围神经系统——特别是背根神经节——作为驱动形成幻肢痛的重要因素,逐渐被认可。周围神经轴突被切断后形成的神经瘤在"幻肢痛"的病理发生中起重要作用。临床上,通过注射药物对残肢或神经瘤进行麻醉,对某些(但不是全部)"幻肢痛"患者的疼痛有部分缓解作用。此外,残肢内神经纤维的自发的神经发芽对中枢神经系统的重构也有重要作用。——译者注

传递疼痛信号方面的表现变得越来越好。

通常，这种变化会使神经系统进入一种近乎失控的过度兴奋状态，也被称为"紧发条"现象。事实上，神经细胞的性质发生了很大改变，以至于疼痛与伤害性刺激的发生、强度和持续时间不再相关联。这就使得短暂的急性疼痛转变为长期的、可自我维持的慢性疼痛。通常，周围神经系统和中枢神经系统均可发生这种神经细胞的"习得"性的超敏化现象。

如此一来，神经系统原先只对伤害性刺激作出反应，现在也能"学会"对无害的刺激作出反应。换句话说，神经系统作出的反应就好像这些无害的刺激也是有害的刺激一样。同时，神经系统也会对原本的有害刺激作出过度反应。这就好像神经

痛觉超敏状态下，就算是羽毛触碰皮肤，也会引发剧烈疼痛
Photo by Paz Arando on Unsplash

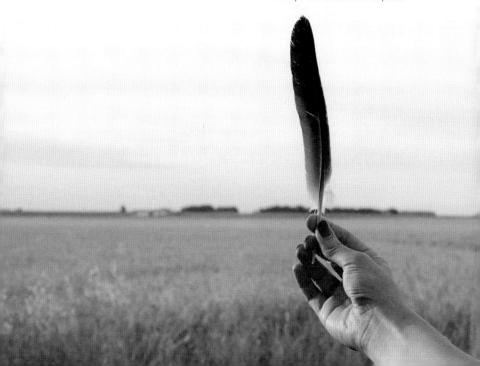

系统对所有的刺激上瘾，并渴望越来越多的刺激。科学家将这种令人厌恶的新病理状态称为"痛觉超敏"。神经系统对外界刺激是如此过度反应，以至于现在神经系统感受到无害的刺激（如羽毛触碰皮肤产生的机械刺激）时，也感觉自己像是碰到了一个燃烧的喷灯一样，仅仅触碰一下皮肤就会诱发患者剧烈的疼痛。

那么当炎症性疼痛产生时，身体会发生什么变化呢？当组织发生炎症时，免疫细胞开始分泌被称为"细胞因子"的化学物质，其中包括肿瘤坏死因子-α（TNF-α）、白细胞介素-1（IL-1）、特异性致痛物质（如缓激肽和前列腺素 E_2），甚至包括具有正常生理功能的神经生长因子（NGF）。这些化学物质共同作用于周围神经纤维的末梢，使得它们对疼痛信号变得越来越敏感。举一个典型例子，就是类风湿性关节炎产生的疼痛。类风湿性关节炎是一种炎症性疾病，随着炎症病情的发展，疼痛会逐渐变得愈发剧烈。这种疼痛正是由上述炎症发展的过程所驱动的。

值得一提的是，痛觉敏化不仅发生于周围神经系统，也发生于中枢神经系统中，包括脊髓背角。脊髓背角是疼痛信号传导的第一个中继站。对于脊髓背角，周围神经的轴突将化学信号释放到突触间隙，并结合到第二级神经细胞的树突膜上，从而将周围的疼痛信号传递到大脑。

如前所述，作为兴奋性神经递质的谷氨酸是上述过程的关键参与者。当谷氨酸由 C 纤维的中枢轴突末梢释放时，它会

结合于突触后膜上的几种不同类型的受体①上。其中，NMDA
受体是这些受体中最重要的一种。NMDA 受体是一种配体门
控离子通道，当谷氨酸激活 NMDA 受体时，离子通道开放并
引起胞外钙离子的内流，触发细胞内的一系列化学反应，从而
导致细胞内更多的 NMDA 受体插到细胞膜上。由此可见，这
一机制使得细胞对疼痛刺激更加敏感，并传递更多疼痛信号。

　　此外，美国得克萨斯大学的研究人员最近的研究表明，多
巴胺也可能参与急性疼痛到慢性疼痛的转变过程。多巴胺是
脑内另一种重要的化学信使。在小鼠模型实验中，研究人员使
用了一种特殊的毒素来破坏一群位于脑 A11 区的含有多巴胺
的神经元。结果发现，小鼠的急性疼痛信号仍然可以正常传
递，但是慢性疼痛却消失了。

　　尤其重要的是，一旦中枢神经系统启动疼痛的超敏反应，
维持这种超敏感状态所需的周围痛觉刺激就会变得越来
越少。

　　就临床医生而言，这种机制具有重要的潜在应用价值。在
周围疼痛发生之前进行干预，将对中枢敏感化维持在最低限度
大有裨益。例如，有研究显示，医生在为患者进行前列腺手术
之前，在患者脊髓部位注射止痛药，那么患者的术后疼痛比那
些依照惯例处理的患者要轻得多。

　　然而，慢性疼痛不仅仅是因为神经系统"学会"了对无害刺
激作出像受到有害刺激一样的反应。请注意，就某些类型的疼

---

① 谷氨酸受体分为离子型受体和 G 蛋白耦联受体，而离子型受体又分为 NMDA 受体、
AMPA 受体和 KA 受体。——译者注

痛而言,特别是神经性疼痛,一旦神经受损伤,周围神经的电冲动可以在没有任何外界触发的情况之下持续地发放,从而导致患者的自发性疼痛。

打个比方,这些神经纤维的活动,就好像在"滚球"一般。最初的疼痛一旦启动,后续的反应就无需外界触发因素。尤其重要的是,这时的慢性疼痛不仅涉及受刺激的神经纤维,还会涉及那些自发性发放的神经纤维。譬如,就像流感病毒在人与人之间传播一样,受损神经临近的神经细胞也被卷入了整个过程。在最基本的神经病学层面上,疼痛信号变得具有传播性,从一个神经元传递到下一个神经元。在分子生物学层面上,受损伤神经元的基因表达活性也发生了改变。在许多发生慢性疼痛的情况之下,P 物质(一种神经肽)、脑源性神经生长因子和其他产生疼痛信号分子的基因表达活性有所增强。这是机体从急性疼痛到慢性疼痛转变的另一个显著特征。

不幸的是,尽管如此,以上这些知识还不是急性疼痛转变为慢性疼痛的全部分子机制。值得一提的是,有研究表明,神经系统内的免疫细胞(胶质细胞),也在急性疼痛到慢性疼痛的转变过程中发挥关键作用。

何谓胶质细胞?

早期的神经解剖学家将脑内这些细胞称为胶质细胞(glia)。该词在希腊语和拉丁语中的意思是"胶水"。令人大吃一惊的是,中枢神经系统中胶质细胞的数量远远超过神经元的数量(比例约为 10:1)。胶质细胞主要有三种基本类型:星形胶质细胞、少突胶质细胞和小胶质细胞。

就星形胶质细胞而言，这些细胞从形态上看有点像星星，它们为神经元提供营养物质，吸收代谢废物后将其释放到血管中，并能调节神经元之间的信号传递过程[①]。虽然星形胶质细胞来源于神经祖细胞，但它们能分泌促炎性细胞因子，故它们在神经系统中的作用更像免疫细胞。研究人员对胶质细胞可能参与疼痛的推测起始于 20 多年前的一个实验。在这个实验中，一些动物被施以一种毒素来选择性"杀死"星形胶质细胞。当星形胶质细胞被毒素选择性"杀死"后，这些动物的慢性疼痛就轻得多了。

就少突胶质细胞而言，它们也来源于神经祖细胞，其功能是产生髓鞘来包裹神经轴突。髓鞘是指一种保护性的脂质绝缘体，它的存在大大增加了疼痛信号沿着神经元轴突传播的速度[②]。

第三种类型的胶质细胞是小胶质细胞，它们在慢性疼痛的产生中起关键的作用[③]。小胶质细胞在起源上来自真正的免疫细胞，它们能对抗感染并帮助修复受损细胞。值得注意的

[①]　星形胶质细胞参与突触传递的重要作用已经得到学界公认，科学家们进而提出了"三突触"理论，即突触结构除了经典的突触前和突触后组分，另外加上了星形胶质细胞组分。——译者注

[②]　近年来的研究表明，少突胶质细胞及其祖细胞与免疫细胞也有许多共同之处，如参与清除受损的髓鞘等。研究表明，遗传学方法杀死少突胶质细胞后快速诱发中枢神经性疼痛，且电镜分析表明脊髓背角和脊丘束的神经轴突发生了病理改变。这提示：少突胶质细胞维持神经轴突完整性的功能如果受到损坏，就足以导致中枢神经性疼痛的发生。——译者注

[③]　近来的研究表明，小胶质细胞选择性地对雄性动物的慢性疼痛（尤其是神经性疼痛）的病理发生起关键作用，而雌性动物的慢性疼痛则更多地依赖浸润到中枢神经的 T 细胞等免疫细胞。因此，这一机制强调了疼痛机制的性别差异，也提示在疼痛研究中，尽量同时使用雌雄两性的动物。——译者注

是,小胶质细胞对维持大脑的正常功能也是至关重要的。

胶质细胞如何加剧疼痛?

就像硬币有正反两面一样,生物学中的许多事物也都具有两面性。胶质细胞的功能也具有两面性,即"好"的一面和"坏"的一面。通常,在正常生理条件下,胶质细胞处于无害和静息状态[①]。但是,如果它们被来自神经纤维的疼痛信号所激活,那么胶质细胞便会释放化学信号,最终使疼痛加剧。

当致痛物质作用于胶质细胞的 Toll 样受体 4(TLR4)上时,胶质细胞就会被激活,并会产生大量化学物质,其中尤为重要的是白细胞介素-1(IL-1)、白细胞介素-6(IL-6)和肿瘤坏死因子(TNF)等促炎性细胞因子。在机体受到感染的情况下,这些促炎性细胞因子能增强身体免疫反应,对抗外源入侵的病原体,从而体现出"好"的一面;但它们同时也有"坏"的一面,这些促炎性细胞因子也起到了刺激神经的作用,使神经过度兴奋,导致神经元越来越快地发放动作电位,产生更多的疼痛信号而传递到大脑。这样,短暂的急性疼痛最终转变成了长期的慢性疼痛。

目前已有超过 200 项动物研究的结果表明,设法阻止这种胶质细胞的活化可以减轻疼痛。这可真是一个好消息!举个例子来说,临床试验的结果表明,使用一种名为纳洛酮的药物

[①] 胶质细胞的静息状态,并非指不执行功能的静止状态,而是处于静息状态的胶质细胞也能动态地感受中枢神经系统的内环境稳态的改变。——译者注

阻断 TLR4 受体①,能阻止小胶质细胞产生促炎性细胞因子,从而减轻患者的疼痛。值得一提的是,最近,神经科学家使用最新的脑部扫描技术,也实时地观察到了慢性疼痛患者脑部胶质细胞活化的动态图像。

如何借助脑部扫描技术来评估疼痛?

脑部扫描技术的应用使人们对疼痛的认识向前迈进了重要一步,不仅因为它大大加深了人们对慢性疼痛如何影响脑部不同部位的理解,而且目前的慢性疼痛现象也因为它变得真实、明确和可视化。

举个例子来说,2011 年秋,美国斯坦福大学的研究人员表明,他们通过使用功能性磁共振成像(fMRI)②扫描技术来检测脑部活动的特殊模式,其根本目的是利用该技术来诊断疼痛。

在这项研究中,研究人员把志愿者置于脑部功能性磁共振成像扫描设备中,然后将可导致中度疼痛的热刺激施加到志愿者的前臂上。通过记录并分析在有疼痛和无疼痛时脑部的活动模式,创建一个计算机模型输出图像来表示热痛在脑部反应情况。然后,研究人员把其他志愿者体验热痛时的脑部扫描图像输入计算机,从而验证计算机能否正确检测到疼痛。结果表明,计算机有 81% 的检测结果是正确的。2012 年,斯坦福大学

---

① 纳洛酮是阿片受体的拮抗剂,而(+)-纳洛酮是 TLR4 受体阻断剂。(+)-纳洛酮可与 TLR4 受体的辅助蛋白 MD2 结合,从而阻断 TLR4 受体信号通路。——译者注
② 功能性磁共振成像(fMRI)是一种新兴的神经影像学技术,目前主要运用于对人及动物的脑或脊髓的成像研究。——译者注

的这个研究团队又使用了不同类型的磁共振成像（MRI）扫描技术来检测与慢性背痛相关的脑部活动的独特模式。

再举个例子，美国科罗拉多大学的神经科学家们还发现，功能性磁共振成像的扫描结果显示出了清楚的"神经病学"特征，并进一步阐明了大脑是如何处理疼痛的。事实上，脑部扫描证明了特定大脑区域的损伤与不同类型的疼痛有关。

然而，截至目前，这些功能性磁共振成像扫描技术还不能用于诊断和确认患者的疼痛，但这已经迈出了最重要的第一步。这一技术具有巨大的司法和临床应用价值。每年有成千上万的刑事案件的裁量依赖于对患者疼痛是否真实存在的判断。

尤其重要的是，脑部扫描清楚地表明慢性疼痛可使大脑老化。大约 10 年前，来自美国西北大学的神经科学家们发现，患有慢性背痛的人与健康的人相比，大脑灰质含量低 5% ～ 11%。通常，健康成年人要衰老 20 年才会失去这么多的脑组织。

此外，研究人员还发现，前额皮质和丘脑中组织的减少与患者慢性疼痛的持续时间有关系。之后，研究人员证实，患有肌纤维痛、肠易激综合征、紧张性头痛、面部三叉神经痛和其他慢性疼痛的患者都有类似的脑组织损失。甚至幻肢痛和脊髓损伤，都可以引发大脑中灰质的损失。

令科学家们惊讶的是，脑部扫描显示，如果疼痛问题得到解决，那么损失的脑组织可能会恢复一些。举个例子来说，德国的研究人员以骨关节炎疼痛患者（他们接受了全髋关节置换手术）为研究对象进行了研究。在手术前，研究人员通过脑部扫描记录了患者脑部灰质的减少情况。当髋关节疼痛消除后，研究人员又进行了更多的脑部扫描并发现了好消息：患者先前脑部区域中损失的灰质有所增加。英国牛津大学的研究人员也进行了类似的研究，并得出了与之相一致的结论。加拿大麦吉尔大学的研究人员也发现，有效治疗腰痛可以使脑功能恢复正常。

美国哈佛医学院的研究人员也开始应用功能性磁共振成像扫描技术来记录阿片类药物（如吗啡）和阻断吗啡的药物（如纳洛酮）在大脑中作用的精确位置。正如预料的那样，研究人员确定吗啡和纳洛酮对大脑的作用位置时发现，这两种药物表现出相反的大脑激活模式。这表明，脑部扫描不仅可以诊断慢

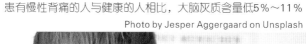

患有慢性背痛的人与健康的人相比，大脑灰质含量低5%～11%
Photo by Jesper Aggergaard on Unsplash

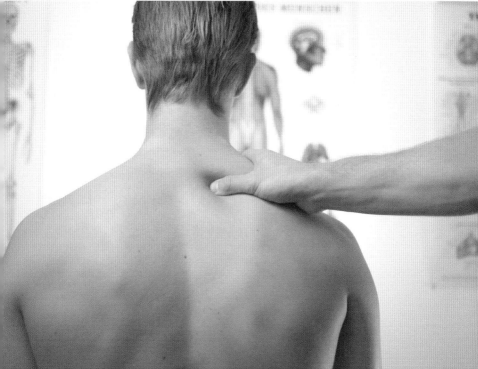

性疼痛,还可以测试哪些药物对哪些疼痛患者是最有效的。

关于预测一年后哪些疼痛患者仍会感到疼痛,而哪些患者不再感到疼痛的问题,脑部扫描技术也大有作为。举个例子来说,美国西北大学的一项研究中,约50%急性背痛的患者一年后仍有慢性疼痛,而另50%却没有。研究人员通过分析两个脑区(内侧前额皮质和伏隔核)的活动,来预测哪些患者将会出现慢性疼痛。有趣的是,慢性疼痛患者激活的脑区已经从传统疼痛相关的脑区转移到与情绪相关的脑区。

值得一提的是,最近,位于美国波士顿的马萨诸塞州总医院的研究人员已经能够通过使用最新的脑部扫描技术,记录慢性背痛患者脑部胶质细胞活化的影像。

如果不使用脑部扫描技术,人们还能够评估疼痛吗?

可以,但可能很麻烦。鉴于疼痛是一种主观性很强的感觉,而且目前,像功能性磁共振成像等可靠的诊断手段仍处于起步阶段,所以临床上仍然使用其他方法来对疼痛进行评估。

这些评估疼痛的方法包括:①观察疼痛患者的面部表情;②要求患者用数字、线条或图画标尺来评价他们的疼痛;③要求患者在平板电脑或其他个人数字设备上追踪记录他们的疼痛;④或者仅仅要求患者口头描述他们的疼痛,正如医生几十年来的传统做法那样。值得一提的是,最近,医生们将一些精心挑选的问题与特定的体格检查结合起来评价疼痛,整个过程耗时不到15分钟。

早在几十年前，人们已经开始尝试以某种标准的方式量化疼痛，如麦吉尔疼痛问卷（McGill pain questionnaire）。该问卷通过采用人们描述疼痛的词语，将疼痛分为不同的类型。例如，为了确定疼痛产生的时间性质，调查问卷要求患者从如下词语中选择一个："隐痛"、"绞痛"、"搏动样痛"、"抽痛"、"击打痛"或"压痛"。为了揭示疼痛产生的空间性质，调查问卷要求患者说出他们的疼痛是"跳痛"、"窜痛"还是"射击痛"。调查问卷还包括询问疼痛感觉是否类似"刺痛"或"刀割痛"。就疼痛的热感特征而言，用词从"热痛"到"烧灼痛"；就疼痛的时间而言，从"钝痛"到"闷痛"；就疼痛的整体感受性而言，从"恼人的痛"到"不堪忍受的痛"。

虽然一些疼痛诊所仍然使用麦吉尔疼痛问卷，但也有许多其他的方法。就年幼的孩子而言，许多医生使用"面孔"疼痛评估法，让儿童从 6 张面孔中挑选出最能体现其疼痛感的图片。医生使用一套面孔标尺来评估，这套面孔标尺由一系列的面孔组成，从快乐的面孔（没有显示出疼痛）到痛苦的面孔（痛苦不堪的表情）。然而，就科学意义而言，由于这套面孔标尺所分的等级较少，所以疼痛评估的结果并不是非常可靠。

数字模拟量表要比"面孔"疼痛评估法稍好一些，且更为简易。数字模拟量表采用从"0"（无痛）到"10"（可以想象的最痛的感觉）的数值来量化疼痛，甚至也用更好的或等级划分更精细的数字标尺（从 0 到 100）。量表（例如视觉模拟量表）要比这些线性标尺更好。尤其重要的是，这种方法使用比率来衡量某些更细微的因素，例如经过某种药物治疗或其他治疗后疼痛改善的程度。

此外,临床上还有比用数字量化疼痛更为重要的指标,就是疼痛是如何影响患者的机体功能和参与日常活动的能力的。举例来说,一种在线随访疼痛患者的程序最近应运而生,它是基于心理学的"生态瞬时评估"(ecological momentary assessment,EMA)理论①的。手持移动设备上的程序会在白天随机发出"哔哔"声,督促患者记录当前的疼痛等级、功能和情绪问题。这比要求患者记住一天结束时的疼痛情况(或者1个月后在医生办公室记录当时的疼痛情况)的做法更为可靠。事实上,研究表明,当患者向医生展示这些真实的疼痛"电子日记"时,医生能更有效地改变治疗药物来改善对疼痛的控制。

医生还可以利用一种被称为疼痛标准化评估的方法,通过对患者进行简短的体检与口头描述相结合的方式,来确定患者疼痛的表型。该方法共涉及6个问题和10项身体测试,仅需15分钟便可以完成评估。该方法可用于诊断患者的背部疼痛是否属于神经性疼痛(由神经系统本身的损伤引起的疼痛)。

例如,在一项针对137名疼痛患者的研究中,疼痛标准化评估能够将"轴向"背痛与"根性"背痛区分开来。"轴向"背痛是指不会发展到臀部、腿部或脚部的非特异性疼痛。而"根性"背痛(也被称为坐骨神经痛)是指一种由神经根炎、椎间盘突出或骨刺引起的神经性疼痛。这两种疼痛的差异对医生的诊断至关重要。一般来说,如果医生诊断疼痛是"轴向"痛,那么供选择的最好药物可能是传统的非甾体抗炎药。但是,如果医生

---

① "生态瞬时评估"是指实时地对在自然环境中的受试者的当前行为和体验进行重复采样,并对相关指标进行评估。其旨在使回忆偏差最小化、生态有效性最大化,并研究可以影响现实环境中行为的细微过程。——译者注

诊断疼痛是"根性"痛，那么供选择的最好药物则可能是加巴喷丁或度洛西汀。

仅仅通过观察患者的面部表情来评估疼痛，效果怎么样？

虽然面部表情的确可以传达疼痛程度，但是仅通过观察面部表情来破译疼痛信号到底能做得多好，目前仍然众说纷纭。有人认为，这是由于患者可以通过伪装面部表情传达疼痛。

医生是人们希望的最能理解面部疼痛的线索的人。然而，事实证明，通常会低估患者的疼痛的人正是医生。但是，如果连接受过专业训练的医生都有理由怀疑患者不是由于疼痛就医，而只是通过这种途径获取毒品，那么医生误诊和低估患者面部的疼痛线索的现实情况就更严重了。接二连三的研究表明，在对待同一个疼痛患者时，医生对患者疼痛等级的评分远低于非专业人士。

举个例子，在一次实验中，研究人员拍摄了有关肩痛患者的视频，实验中要求患者以痛苦的方式活动他们的肩膀，然后把观看这段视频的 120 名医生分成 3 个不同的组别，并要求他们对患者的疼痛等级进行评估。第一组医生，仅给他们观看视频中疼痛的面部表情；第二组医生，在给他们看视频的同时，还给他们提供了患者对自己疼痛的量化评分；第三组医生得到的信息和第二组一样，但被告知视频中患者的疼痛表情是因为想得到阿片类药物而伪装出来的。结果发现，所有的医生都低估了患者的疼痛等级。同时得到了患者对自身疼痛评分的第二组医生对患者疼痛的评分更接近患者自己的评分。而那些被告知患者可能是伪装疼痛表情的第三组医生与仅看到痛苦表情的第一组医生,都低估了患者的疼痛程度。

但是,面部表情线索毕竟受到自主和非自主的肌肉运动的影响,故有一种办法可以判断人疼痛时的面部表情线索是否是伪装的。一般来说,当一个人假装疼痛时,面部会经常不适当地做出皱缩和鬼脸。患者假装疼痛期间,面部的肌肉运动与疼痛发生通常也是不同步的,通常是过度夸张的,几乎就像一幅有疼痛表情的人物漫画那样。

有意思的是,计算机在鉴别真伪方面做得比人的肉眼要好得多。举个例子来说,在几所大学的一项联合实验中,研究人员要求205名受试者根据面部表情线索来鉴别疼痛表情的真实性。在这项实验中,一部分受试者没有受到疼痛刺激,另一部分受试者则是在实验室确实受到了疼痛刺激。结果表明,人的肉眼很难鉴别出任何差异,但是计算机有85%的概率是判断正确的,这可能是因为计算机能检测到微小的或发生得太快的面部表情的差异。假装疼痛的人会经常张开嘴巴并且口型的变化较小,而这一差异只有通过计算机才能捕获到。

基因如何影响慢性疼痛的易感性呢?

人们可能试图去思考这样一个问题:哪些患者的急性疼痛会演变成强烈的慢性疼痛,而哪些患者则不会? 这也正是许多科学家一直到最近都在试图解决的重要问题。正如挪威的研究人员所观察到的那样,一般来说,即使人们处在同一状态下,对疼痛的评级也会有差别,程度上包括从"无痛"到"所能想象的最严重的疼痛"。

但是,问题来了,为什么会这样呢? 为什么感染带状疱疹的 50 岁以上的人中,只有 10％会发展为一种称为疱疹后神经痛的疼痛综合征? 为什么不是所有感染者都会得这种病? 此外,数百万人患有糖尿病,但只有 60％～70％的患者会发生糖尿病神经病变(患者通常有刺痛或麻木感),而其中只有 13％的患者会发展为持续性的糖尿病痛性神经病变。那么,为什么不是所有的糖尿病患者都会发生痛性神经病变呢?

理所当然,人们认为一些慢性疼痛患者的个体差异确实可能是由心理上的差异所导致的。但是,科学家已经知道,从父母那里遗传来的基因对慢性疼痛的发生尤为重要。这里的"基因"是指人类基因组 DNA(脱氧核糖核酸)中的约 22000 个编码序列。

目前,科学家普遍认为,基因可以控制 40％的慢性疼痛易感性。这些知识不仅具有重要的学术价值,还有重要的临床意义。人们有可能知道哪些基因使人更易患慢性疼痛。在理论上,这可以使科学家设计出靶向药物,以增强或抑制特定基因的活性,从而缓解疼痛。

举个例子,少数人天生就携带家族性遗传病致病基因,这导致他们人生中多数时候感到剧烈疼痛,甚至导致其中一些人自杀。例如,红斑性肢痛症(erythromelalgia)就是一种遗传性疼痛病。另一方面,有少数人同样是携带该基因,但是基因突变的位点不同,结果导致这些人从出生开始就无法感受到疼痛,这一遗传病被称为"先天性无痛症"。然而,在这两种完全不同的疾病状态下，基因突变都发生在 SCN9A 基因上。

在正常生理情况之下，机体中 SCN9A 基因的功能是编码电压门控钠通道的蛋白质①。这种钠通道亚型为 Nav1.7。电压门控钠通道是神经元细胞膜上的一个离子通道，控制着钠离子的进出。

钠通道的功能是负责电信号（动作电位）沿神经的传导。当神经元接收到诸如致痛的酸信号时，钠通道能将该信号转换成电信号（动作电位），后者沿着神经元的长轴突行进，结果是产生神经纤维的电冲动。这就像流过铜线的电流一样。疼痛信号最终通过脊髓传递到大脑。但在"先天性无痛症"的患者体内，由于钠通道丧失功能，钠离子就不能透过钠通道，所以也就无法传递疼痛信号。因此，这种基因突变被称为功能失去突变（loss-of-function mutation）。

在相反的情况之下，SCN9A 基因的功能获得突变（gain-of-function mutation）意味着钠通道不是丧失功能，而是"加班加点"地过度工作，从而使疼痛信号一直保持传递。这种基因突变会导致患者持续疼痛。截至目前，全世界已知有十几个家族都携带有 SCN9A 基因并发生了这种功能获得突变。

目前，研究人员正在研发靶向特异性调控过度活化钠通道的药物，包括常用的麻醉药品如利多卡因（还有与其作用机理一样的口服麻醉药品美西律）和卡马西平。目前，大多数现有的钠通道调节剂都是非特异性的。实际上，使用这些钠通道调

---

① 电压门控钠通道在哺乳动物中有 9 种亚型，即 Nav1.1—Nav1.9。——译者注

节剂对身体也有不利的影响,因为它们同时也阻断了一些其他的钠通道亚型,包括人们的骨骼肌、心脏和大脑中执行正常功能的钠通道亚型。因而,服用这些药物可能会产生严重的毒副作用。

慢性疼痛的易感性是如何遗传的呢？

1999 年,加拿大麦吉尔大学的研究人员选择了 11 种常见的实验室小鼠品系,并对所有小鼠进行了 12 项常规的疼痛行为测试。他们发现,这些小鼠对疼痛的敏感性有显著的遗传性,从 30%到 76%不等。这项动物实验的研究结果引起了其他研究人员的兴趣。他们尝试在人类身上做类似的实验,特别是在同卵双胞胎身上。同卵双胞胎大多携带相同的基因(组),但对疾病(包括慢性疼痛)的表现程度却不尽相同。究其原因,可能是暴露因素或人生经历的不同所造成的。

举个例子来说,英国的研究人员对 1064 名女性进行了观察,她们是由 181 对同卵双胞胎和 351 对异卵双胞胎组成的,结果发现,腰背部和颈部的疼痛具有显著的可遗传性。就腰背痛而言,如果同卵双胞胎中有一个人患有腰背痛,那么另一个人患有腰背痛的可能性为 52%～68%。就颈部疼痛而言,如果同卵双胞胎中有一个人患病,那么另一个人患病的可能性为 35%～58%。另一个英国研究团队招募双胞胎进行了实验性疼痛的研究,而非临床疼痛的研究。他们招募了 51 对同卵双胞胎和 47 对异卵双胞胎,她们全部是女性。研究人员带着这些受试者进入实验室,参照麦吉尔大学研究人员在小鼠身上做的疼痛测试,也让她们接受了许多相似的疼痛测试。结果发现,人类对疼痛敏感性的遗传易感性为 $22\%\sim55\%$。这与小鼠实验的结果惊人地相似。

挪威的研究人员也研究了 53 对同卵双胞胎和 39 对异卵双胞胎的疼痛敏感性,包括男性和女性。该研究对受试者增加了针对寒冷刺激的疼痛敏感性测试。有趣的是,寒冷和热诱发的疼痛刺激产生了不同的结果。就寒冷刺激诱发的疼痛而言,双胞胎受试者中某个人有 60% 的可能性与另一个人的反应相同;但是就热刺激诱发的疼痛而言,双胞胎受试者中某个人只有 26% 的可能性与另一个人的反应相同。这一结果令人迷惑不解。这项研究结果也提示,在做疼痛测试时,研究人员和制药厂在刺激类型的选择上,的确需要更加谨慎。

此外,丹麦和芬兰的研究人员也发现,疼痛的易感性具有显著的可遗传性。丹麦的研究人员在针对 15328 名双胞胎的一项大型研究中发现,38% 的腰痛(腰背部)、32% 的胸部(中背部)疼痛和 39% 的颈部疼痛,都可以用遗传易感性来解释。芬兰的研究人员在针对 10608 名双胞胎的研究中发现,肌纤维痛有 51% 的遗传易感性。其他研究也证实,偏头痛、痛经、背痛等,特别是坐骨神经痛和骨关节炎,都有很强的遗传易感性。对双胞胎的研究结果已经表明,就骨关节炎而言,$39\%\sim65\%$ 的膝关节问题、60% 的髋关节问题,都可以用遗传易感性来解释,至少在女性患者中是这样的。

事实上,最近英国伦敦国王学院一项针对 8564 名双胞胎的研究发现,常见的遗传风险似乎成为几种不同类型疼痛的共同病因基础,如慢性广泛性疼痛、慢性盆腔疼痛、肠易激综合征和干眼症引起的疼痛等。令人好奇的是,在这项研究中,偏头痛这一疼痛类型并不在其中。

科学家是如何寻找"疼痛"基因的呢？

除了 SCN9A 基因，现在研究人员正在破译其他数十种疼痛易感基因。这个想法的最终目的是，通过将所有这些"疼痛"基因组合起来形成一个"仪表板"，以便为每位疼痛患者提供遗传风险评估。例如，医生可以在手术前预判患者在术后出现剧烈疼痛的可能性，或者急性疼痛转变成慢性疼痛的可能性有多大。就这些患者而言，医生就可以采取更为积极有效的方式，来应对和处理患者的疼痛病情。

目前，有多种分析方法可以确定哪些基因导致了疼痛易感性。一种方法是"逆向思维法"。一旦知道哪种特定的神经递质受体（例如感受热或酸的神经递质受体）传递疼痛信息，科学家就可以设法寻找到编码这种受体的基因。另一种寻找疼痛易感性或敏感性基因的方法是"连锁分析法"。科学家采用两种或更多品系的小鼠，对它们进行各种实验性疼痛测试。结果发现，一些小鼠品系对某些类型的疼痛比其他小鼠品系更敏感，而另一些小鼠品系则具有较强的疼痛耐受性。然后，科学家通过比较不同品系小鼠的全基因组 DNA 序列，在基因层面找出疼痛敏感性差异的根源。

与之相类似，科学家也经常在人群中做类似这样的研究，即全基因组关联分析（genome-wide association study，GWAS）。举个例子来说，研究人员将受试者分为两组，一组患有某种疾病，如慢性疼痛；而另一组则没有患病。然后，通过比较两组人的基因组,就能够设法找到患者与健康人群的相关等位基因的差异。至少在理论上,这种方法可以找到导致不同疾病表型(例如患有或不患有慢性疼痛)的等位基因差异。

此外,"微阵列"(也称为"基因芯片")技术是寻找疼痛基因的另一个主要方法。这一技术涉及的是 RNA(核糖核酸),而不是 DNA。DNA 由两条脱氧核苷酸链组成,是基因的编码基础。DNA 通过转录产生 RNA,RNA 一般是单链的,它携带细胞中蛋白质的编码信息。拿食谱来做个比喻:DNA 就像食谱书,而 RNA 是从图书馆的书中带到"厨房"的单个菜肴做法,厨师根据单个菜肴的做法来制作菜肴。

科学家采用"基因芯片"技术对疼痛的小鼠与健康的小鼠进行全基因组的比较。目前,有多种方法可以判断小鼠是否处于疼痛状态,其中包括小鼠面部疼痛表情量表。随后,研究人员将这些小鼠处死并从特定组织(如背根神经节)中提取RNA。与正常小鼠相比,疼痛小鼠体内的疼痛基因是活跃或"开启"状态的[①]。因此,寻找传导疼痛的神经细胞产生的特异性 RNA 是鉴定疼痛基因的关键一步。

最后,创建特定的转基因小鼠品系是寻找疼痛基因的又一种方法。举个例子来说,"敲除"(让基因完全丧失功能)或"敲低"(让基因的功能活动变得不那么活跃)小鼠品系中与疼痛有关的可能基因,然后测试这些小鼠的疼痛敏感性的改变。

[①] 疼痛模型中小鼠的基因表达模式涉及上调的某些基因和下调的某些基因。当然,表达下调的某些基因对于疼痛的病理发生也是十分重要的,例如某些调控钾通道的基因。——译者注

目前，科学家已经发现了多少个疼痛基因?

迄今为止,研究人员已经确定了 418 个潜在的疼痛基因,而且平均每几周就会发现一个新的疼痛基因。加拿大麦吉尔大学的研究人员已经专门建立了一个数据库,用来跟踪记录新发现的疼痛基因。

除电压门控钠通道基因外,科学家也在研究调控其他离子通道的基因,特别是调控钙通道和钾通道的基因。举个例子,一项包含 1359 名患者的遗传学研究表明,如果在调控钾通道的基因上有一小部分 DNA 序列被改变,那么继承这种突变基因的后代患慢性疼痛的风险就会显著增加。实际上,估计有 18%~22% 的人遗传了该突变基因的 2 个拷贝(父母双方各 1 个),因而,他们有更高的患慢性疼痛的风险。另外,有 50% 的人遗传了父母双方其中一方的突变基因拷贝,他们的患病风险也更高些。没有遗传突变基因拷贝的人患病风险最低,所以对他们来说是幸运的。另一方面,遗传学家发现,调控钙通道的基因的一个特定突变类型似乎可以预防疼痛,而不是增加患慢性疼痛的风险。

据估计,有 20% 的成年人患有偏头痛,而许多基因被认为会增加患偏头痛的风险。举个例子来说,有一种偏头痛,也被称为家族性偏瘫型偏头痛(familial hemiplegic migraine),与调控钙通道和钾通道的基因的突变有关。位于 8 号染色体上的不同基因变异体与一种更常见的偏头痛的联系更为紧密。

与疼痛相关的其他基因有哪些？

让遗传学家感兴趣的疼痛基因不仅仅局限于编码离子通道的基因，举个例子来说，还有另一个名为 *GCH1* 的重要基因。*GCH1* 基因是一种酶，负责控制一种名为 BH4[①] 的分子，体内 BH4 水平高的人疼痛感更强，而 BH4 水平较低的人疼痛感较弱。所以，科学家们开玩笑地说，BH4 可能指的是 "big hurt"（意为巨大伤害）。现在在技术层面上，已经有可能仅通过筛查 3 个微小的 DNA 片段，就可以预测哪些人有更高或更低的疼痛敏感性。

另一个重要的疼痛基因是 *COMT* 基因[②]。一般来说，每个人体内都有某种形式的 *COMT* 基因，只是有些人体内该基因的活性高一些。体内该基因活性高的人对疼痛的忍耐性较高，而体内 *COMT* 基因活性低的人对疼痛的敏感性较高。就白种人而言，他们是幸运的。因为 40％ 的白种人具有高活性 *COMT* 基因，所以他们对疼痛的耐受程度较高。事实上，白种人患某些疼痛病的概率只有其他人种的 50％，例如颞下颌关节紊乱综合征。

目前，有关 *COMT* 基因的研究已经有了令人欣喜的进展。结果发现，常见的治疗高血压的药物普萘洛尔不仅能阻断去甲肾上腺素的作用，它也具有镇痛效果。而针对 *COMT* 基因的检测，则有助于确定哪些患者最有可能从使用普萘洛尔的治疗

① 指 tetrahydrobiopterin，四氢生物蝶呤。——译者注
② *COMT* 基因编码一种称为儿茶酚-O-甲基转移酶的蛋白。——译者注

中获益。

此外,还有另一个关于 *COMT* 基因研究的重要发现,即雌激素会降低 *COMT* 基因的活性。一般来说,体内 *COMT* 基因的低活性就意味着机体会承受更多的疼痛。这项研究成果似乎可以解释为什么雌激素多的女性比男性更容易感觉疼痛(详见下一章节)。

另一个令人兴奋的发现是 *PAP* 基因[①],它可以促进身体内一种叫作腺苷(adenosine)的止痛物质的产生。此外,在小鼠中敲除另一个基因[②]后,慢性疼痛得到了显著缓解[③]。

不幸的是,人们对阿片受体基因的研究结果是令人失望的。阿片受体主要有 3 种亚型(μ、δ 和 κ 受体),每一亚型都是由不同的基因产生的。人们曾寄希望于通过研究阿片受体基因的突变来设计出不会造成药物成瘾的更好的阿片类药物,然而,这一目标仍未实现。迄今为止,人们研究得最多的是 μ 阿片受体基因。由于该基因本身以不同的方式被编辑和剪接,所以人体内至少有 3 种 μ 阿片受体的变体,甚至可能多达 10 种变体。研究人员正努力将阿片受体的特定变型与疼痛敏感性和对阿片类药物反应性的差异相联系,结果却不尽如人意。

来自美国北卡罗来纳大学的 OPPERA 项目是一个特别令人兴奋的疼痛基因研究项目。美国联邦政府对该项目的资

---

① *PAP* 基因敲除后,小鼠表现出显著增强的慢性疼痛行为。——译者注

② 指 HCN2。——译者注

③ HCN2 的中文名称是超极化激活环核苷酸门控通道 2。HCN2 可以被环磷酸腺苷直接激活,目前认为 HCN2 所驱动的动作电位在伤害性感受器中的发放,参与外周伤害性感受器的敏化过程。——译者注

助总额高达 2500 万美元。该项目的第一个组成部分是一项包括 3200 名男性和女性的前瞻性研究,受试者都是身体健康的志愿者。在实验室研究中,研究人员对志愿者们进行各种实验性疼痛的敏感性测试,对他们还进行了焦虑和抑郁的心理测试,以研究这些心理因素如何影响疼痛的发展。最后,抽取志愿者的血液并保存,用于基因检测[①]。随后,研究人员将对这些志愿者进行随访,调查这些人中患颞下颌关节紊乱综合征的情况,该项目的最终目的是比较颞下颌关节紊乱综合征患者和健康人之间在基因表达水平方面的差异,并鉴定出疼痛相关的风险基因。

所有关于疼痛的这些知识,都已经为临床医生所熟知了吗?

答案是没有,而这也是主要的问题所在。

在美国,除了寥寥数千名专门从事疼痛管理的专科医生,一线临床医生对疼痛领域的知识知之甚少。原因是显而易见的,那就是医学院校几乎不进行疼痛教育。当然这一问题不仅仅出现在美国,在世界上 80% 的地方,医学生并没有学到疼痛生物学、现代止痛原理和缓和照顾的相关知识。

2009 年,多伦多大学的研究人员对加拿大培养医生(包括牙医)、护士、药师以及物理或职业治疗师的 10 所主要大学进

---

① 基因检测是指通过血液等体液或者细胞对受试者 DNA 进行检测的技术。这是一种抽取受试者外周静脉血或其他组织细胞,采用分子生物学技术扩增其基因后,通过特定设备分析受试者的 DNA 含有的基因类型和基因缺陷及其表达功能是否正常的方法。基因检测可以用于疾病的诊断,也可以用于患病风险的预测。——译者注

行了一项调查研究,研究小组还调查了 4 所兽医学校。研究调查的内容也很简单,研究人员只是询问了学校的学生接受了多少关于疼痛医学的教育。大多数学校的学生甚至不知道疼痛医学为何物。至于能够回答这个问题的学生,他们的回答也是令人沮丧的。经过全程的医学培训,学生们平均接受了 13～41 小时的疼痛教育。结果显示,兽医学专业的学生接受疼痛教育的平均时间是临床医学生的 2 倍多,平均为 87 小时。

2011 年,英国伦敦国王学院的研究人员发现了同样的事实。他们调查了 19 所专科学校,涉及口腔医学、助产学、护理学、职业治疗、药学、物理治疗和兽医学等专业。平均来说,学生仅接受了 12 小时的疼痛教育,其中物理治疗和兽医学专业的学生接受疼痛教育的学时最多。

初级保健医师可能仅接受了很少的初级培训或缺少疼痛管理方面的临床实践经验
Photo by rawpixel.com on Pexels

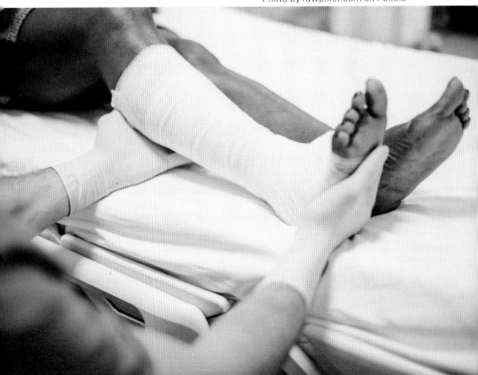

2011 年,美国约翰斯·霍普金斯大学的研究人员对美国和加拿大的 117 所医学院校进行了研究。结果显示这两个北美国家的医学院校对医学生的疼痛教育是有限的、多变的,而且是碎片化的。他们还发现,在美国医学院校 4 年的教学课程中,疼痛教学时间平均为 9 小时,而加拿大则是美国的 2 倍左右。

正如 2011 年美国医学研究所的报告提到的那样:"大多数疼痛患者都要接受初级保健医师的治疗,而遗憾的是,这些医师可能仅接受了很少的初级培训或缺少疼痛管理方面的临床实践经验。实际上,有太多的医师对疼痛本身和疼痛患者持有过时的或不科学的态度。"

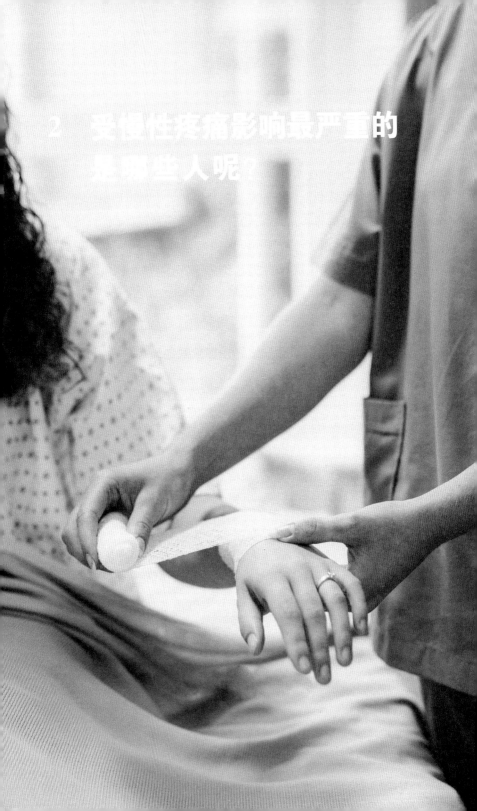

2　受慢性疼痛影响最严重的是哪些人呢？

就这一问题来说,简要的回答是女性、黑种人和西班牙裔人、婴幼儿、老年人和贫穷人口。

我们还将在本书中讨论全球的贫穷人口(特别是在患者临终的时候)在获取吗啡和其他阿片类药物上的不均衡状况。在本章中,我们将首先重点关注下面几个问题:①女性慢性疼痛的高患病率和严重性问题;②婴幼儿疼痛的治疗不足问题;③长期以来的社会偏见问题;④老年人、黑种人和西班牙裔人的疼痛患病率较高和治疗不足的其他影响因素。

有什么证据能表明女性比男性感受到的疼痛更多?

除了每个人都认识到的明显的差异,人的性别差异也表现在基本的分子层面,即在基因的表达(活化)水平上。举个例子,对于果蝇,高达 90% 的基因表达在雄性果蝇和雌性果蝇中有差异。这意味着性别不仅能显著影响动物的生理和行为,也能显著影响特定基因的活化程度。不出所料,性别对调控疼痛易感性的基因也具有显著的影响。

在临床上,女性更容易罹患男女两性都可患上的疼痛疾病,并且女性患者比罹患相同疾病的男性患者遭受更强的疼痛。在经历同样的手术后(例如,智齿拔除、胆囊切除、疝气修复以及髋关节和膝关节手术等),女性患者也比男性患者更容易出现急性术后疼痛。

2008 年,研究人员观测了来自 10 个发达国家和 7 个发展中国家的 42249 人,结果发现,在女性人群中慢性疼痛的患病率为 45%,而在男性人群中为 31%。2009 年,一篇综述文章称,在世界各地,对于某些疼痛疾病,女性的患病率会更高,例如肠易激综合征、肌纤维痛、头痛(特别是偏头痛)、神经性疼痛(由神经系统本身受损伤导致)、骨关节炎、下颌疾病(如颞下颌关节紊乱综合征)、骨骼肌疼痛和背痛。

在世界上,复杂性区域疼痛综合征(complex regional pain syndrome,CRPS)是一种人群中几乎无处不在的神经性疼痛。它也似乎更偏爱女性人群。举个例子,瑞典、荷兰、英国、以色列和美国的研究显示,肌纤维痛主要影响的也是女性人群。对于骨关节炎、老年人易患的骨关节病等疾病来说,女性人群的患病率和严重程度也都较高。根据芬兰、德国、瑞典、土耳其、美国、尼日利亚和巴西的研究结果,在女性人群中,颞下颌关节紊乱综合征和其他类型的头面部疼痛也更为常见。

女性更容易受到头痛(尤其是偏头痛)的折磨
Photo by Carolina Heza on Unsplash

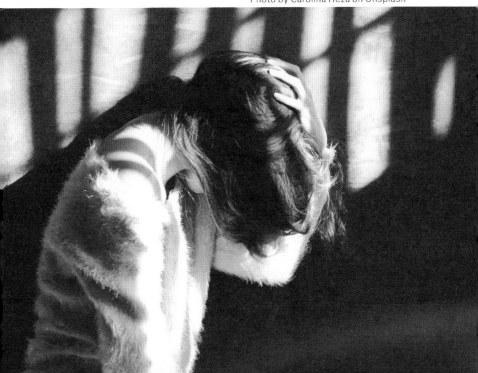

肠易激综合征是指导致腹痛和肠蠕动异常的一种疾病。就该疾病而言,女性的患病率是男性的 3.2 倍。而奇怪的是,在印度和其他一些地方这一比例正好相反。一般来说,女性人群也更容易受到头痛的折磨,尤其是偏头痛。例如,在一年中女性人群偏头痛的患病率为 $3\%\sim33\%$,而男性人群仅为 $1\%\sim16\%$。

美国斯坦福大学的研究人员在一项针对 1.1 万名患者的研究中发现,在骨骼肌系统、循环系统、呼吸系统、消化系统以及急性鼻窦炎和颈痛等方面,女性人群会遭受更多的疼痛折磨。

是否存在演化上的原因导致疼痛的性别差异?

可能是存在的。

在漫长的自然演化过程中,女性人群可能已经具备可以使其整个感觉器官的灵敏度更高的生物学机制。一般来说,女性人群对气味、温度、视觉线索和其他可能有害的刺激更加敏感,由此可见,她们感受的疼痛更多是可以理解的。

如果感受更多疼痛的是女性,那么为何多数基础研究使用的是雄性啮齿动物呢?

目前,人们普遍认为,尽管由于月经周期的存在使雌性动物显得较复杂,而无法对其进行研究的陈旧理由已经不再成立,但事实上,大多数(79%)的疼痛基础研究仍然使用的是雄性小鼠或大鼠。这一现状真是令人吃惊！不得不说的是，根据美国国立卫生研究院的数据，事实上，在大多数情况之下，处于月经周期的雌性小鼠在测试中表现出的痛感比雄性小鼠更多。

2015 年 7 月，由加拿大麦吉尔大学的遗传学家杰弗里·S. 摩泽尔(Jeffrey S. Mogil)领导的研究小组，公布了一项关于特定细胞(称为胶质细胞)和疼痛超敏反应的研究结果，进一步证明了同时使用雄性和雌性动物进行研究的必要性。目前，最热门的疼痛研究领域之一是探索中枢神经系统的小胶质细胞是如何影响神经元之间的疼痛信号传递的。传统观念认为，小胶质细胞是一种"胶水"细胞，它们来源于免疫系统，但是长期存在于神经系统中。与预期结果恰好相反，摩泽尔研究小组发现，雌性小鼠的机械性疼痛超敏反应并不需要小胶质细胞参与，而雄性小鼠的疼痛反应确实是需要小胶质细胞参与的。于是，研究小组进而得出一个结论："这种性二态(性别差异)表明，疼痛研究中使用的雄性小鼠并不能代表雌性小鼠疼痛的情况。"

2001 年美国医学研究所的报告得出的著名结论是："性别(男性或女性)差异非常重要。人们在设计和分析涉及生物医学和健康的所有领域及所有层次时，性别是一个应该考虑的非常重要的基本变量。"

但是，许多研究人员仍然没有把这一点铭记于心。美国佛罗里达大学的疼痛研究人员罗杰·菲林西姆(Roger Filling-im)指出，虽然美国国立卫生研究院通常要求在研究人类时要包含男女两种性别，但许多基于动物的基础研究工作"仍在继续避免使用雌性动物"。疼痛主要是女性的一个问题，所以，如果疼痛的基础研究有意排除了雌性动物,那么往好的方面说,该研究所得的成果充其量是不完整的,而往最坏的方面说,这种研究的结果可能是毫无用处的。

为此,美国国立卫生研究院于 2014 年 5 月发布了新的研究指南,要求在临床前的基础研究中要做到平等对待雌雄两性,除非是研究涉及的疾病仅影响男性或仅影响女性。对这项政策的执行情况,我们拭目以待。

有什么实验证据能表明女性能感受到更多的疼痛?

不仅是临床疼痛疾病方面的研究揭示了男女疼痛的性别差异,而且实验性疼痛研究也呈现了男女疼痛的性别差异。在实验性疼痛研究中,受试者们自愿让科学家们测试他们对疼痛刺激的反应。不过,最近的研究表明,实验性疼痛研究中的性别差异可能没有先前想象的那么显而易见。

其中一个有趣的发现是,除了受试者的性别,实验者的性别也会显著地影响受试者(包括男性和女性)的疼痛反应。究其原因,可能是男女受试者在"文化期待"①上的差异造成的。

就实验性疼痛研究而言,当实验者是女性时,男性受试者倾向于报告较轻的疼痛体验。但是,也有一些研究表明,女性受试者的疼痛体验似乎并没有受到实验者性别的影响。英国的研究人员在一项研究中,招募了两组男性大学生和两组女性

① "文化期待",是指基于某种民族的或社会群体的文化圈而形成的,对事物或传播信息的某种预先的认知倾向或态度。——译者注

大学生。一名女性实验者负责测试一组男性受试者,而一名男性实验者负责测试另一组男性受试者;两组女性受试者进行了类似的测试,其中一组由一名男性实验者负责测试,另一组由一名女性实验者负责测试。所有组别的实验者都要通过穿着打扮来强调他们的性别角色。

此结果显示,就男性受试者而言,由女性实验者测试的那一组表现出更高的疼痛阈值,也就是说,他们似乎比由男性实验者测试的另一组男性受试者表现得更"坚强"些。就女性受试者来说,无论实验者是男性还是女性,疼痛的评分都是相类似的。此外,在美国佛罗里达大学的另一项实验中,如果研究人员告诉一名男性受试者,说女性对这种测试的耐受性会更好,那么经过测试,这名男性受试者的疼痛耐受性评分会变得较高一些。

其他一些研究表明,在面对异性实验者时,不论是男性受试者还是女性受试者,都会报告较轻的疼痛。例如,德国研究人员的一项研究表明,在接受异性实验者测试时,不论男性受试者还是女性受试者,忍受疼痛的时间都更长一些。也许是因为他们想要在异性实验者面前表现得更好一些。但是,他们也发现由女性实验者进行的测试中,不论男性受试者还是女性受试者都能忍受强度更高的疼痛。

然而,有些研究也发现,实验者的性别对男性受试者和女性受试者的疼痛体验并没有什么影响。还有其他一些研究表明,当女性受试者由男性实验者测试时,她对疼痛的耐受性跟该女性受试者处在月经周期中的哪一个时间段有关。

就实验性疼痛研究而言,分别由男性实验者和女性实验者测试的大鼠,它们的疼痛反应也是不同的。加拿大麦吉尔大学的研究人员发现,在男性实验者面前,甚至仅仅是有男性实验者穿过的 T 恤衫在场的情况之下,大鼠表现出更强的应激反应,这暂时抑制了它们对疼痛刺激的反应。

从历史上看,在实验性疼痛研究中,女性受试者对实验性疼痛刺激比男性受试者要更加敏感,也就是说,她们具有较低的疼痛阈值(她们报告疼痛时受到的刺激强度较低)和较低的疼痛耐受性(她们能忍受强烈疼痛刺激的时间较短)。

这种性别差异在各类研究中都是高度一致的。事实上,在几乎所有类型的疼痛刺激中,女性受试者比男性受试者都更加敏感,尽管这种性别差异的大小取决于多种因素,如所使用的疼痛刺激方式的类型等。请注意,研究人员在不同的实验中使用的是不同的刺激方式,包括热、冷、机械压力、电刺激或缺血(例如,外科止血带阻断血液供应而导致的疼痛等)。

再举个例子,由机械压力引起的疼痛敏感性也有很大的性别差异。而女性受试者在受到电刺激时也会产生更强的疼痛。女性受试者对热和冷引起的疼痛同样更敏感一些。

每 3 秒给皮肤施加简短的、可能会诱发疼痛的刺激,会导致一个人的疼痛评分逐渐增加。也就是说,疼痛会随着时间的推移而逐渐累积,这个过程称为疼痛体验的累积,也称为"时间总和"。"时间总和"现象在女性中也是更明显的。这一点是至关重要的。女性的大脑比男性能够累积更多的疼痛体验,这可能是女性更容易患慢性疼痛疾病的原因之一。

　　在实验室测试的情况下，不仅男性受试者和女性受试者对疼痛的描述突显了性别差异，而且对两性大脑的扫描结果也呈现性别差异。在施加热痛刺激的情况之下，正电子发射体层摄影（positron emission tomography，PET）①的结果显示，在前臂内侧施加相同的热刺激，与男性受试者相比，女性受试者表现出更高的疼痛敏感性。

　　在另一项正电子发射体层摄影的研究中，加利福尼亚大学洛杉矶分校的研究人员通过直肠扩张产生疼痛刺激，研究了42名肠易激综合征患者（23名女性和19名男性）。女性患者在负责处理情绪的脑区表现出更高的激活水平，而男性患者在负责认知或分析的脑区表现出更高的激活水平。美国哈佛医学院的研究人员在对偏头痛的研究上也有类似的发现，即女性的大脑与男性的大脑对疼痛的反应模式不同，特别是在对疼痛的情绪反应方面。值得一提的是，这种性别差异也与女性经常以更情绪化的方式表达疼痛的感觉相符合，而事实上，女性也可能确实对疼痛有着更强烈的情绪反应。

为什么女性会感受更多的疼痛呢？

　　有一种理论认为，对于男性和女性，其神经元中的化学通路被激活后可能有不一样的变化。在对大鼠的一些研究中，

---

　　① 正电子发射体层摄影（PET）是核医学领域较先进的临床影像学检查技术，其原理大致为，将细胞代谢中必需的物质（如葡萄糖、蛋白质、核酸或脂肪酸）标记上短寿命的放射性核素（如 ^{18}F 或 ^{11}C 等），注入人体后，通过该物质在组织中的聚集情况，来反映器官组织的代谢活动，从而达到诊断的目的。正电子发射体层摄影在肿瘤、冠心病和脑病的诊疗中具有重要的价值。——译者注

"二级信使"(负责传递疼痛信号的化学物质)在雌性和雄性动物体内是迥然不同的。雄性大鼠使用 3 种不同的"二级信使",而雌性只使用 1 种。女性的皮肤中的神经纤维末梢的数量比男性的更多一些。此外,负责感受强烈刺激的痛觉神经细胞上,也布满了睾酮和雌激素这两种性激素的受体,而这两种激素的存在可以解释许多疼痛反应的性别差异。然而,人们离揭开全部的谜团仍相距甚远。

在童年期,也就是说,在青春期之前,男孩和女孩的疼痛反应表现出相似的模式。但是,一旦青春期到来,女孩中某些类型的疼痛则明显更为常见一些。即使男女两性中疼痛疾病的患病率相同,女孩的疼痛程度也往往比男孩更加严重。

一般来说,睾酮似乎可以预防疼痛。例如,如果新生雄性大鼠被阉割,那么它们在青春期就不能产生睾酮。结果如何呢?它们对阿片类药物吗啡的镇痛作用变得不那么敏感了。如果给新生雌性大鼠注射睾酮,那么它们会从吗啡中获得更好的镇痛效果。随着青春期的到来,实际上男性会对疼痛逐渐产生更强的耐受性。究其原因,可能是由于文化期待的差异,但是根本原因还在于这一时期男性体内会产生大量的睾酮。

但是,如果说睾酮的作用机理是相对简单的(睾酮越多,疼痛的感觉越少),那么雌激素的作用机理就有些复杂了。

众所周知,女性雌激素水平在月经周期中变化很大,而女性报告疼痛体验的结果也同样会发生变化。一项关于颞下颌关节紊乱综合征的研究发现,体内雌激素水平最低时,疼痛的程度最高,但是疼痛程度的增加也可能与体内雌激素水平的快速变化有关。

分子生物学家发现，雌激素会下调（或降低）一种与疼痛相关的 COMT 基因的活性。COMT 基因的功能是处理"应激激素"，由此可见，如果 COMT 基因活性太低，那么身体就无法有效地处理"应激激素"。由于应激激素能直接作用于神经纤维以加重疼痛，雌激素作用于 COMT 基因的净效应是加重疼痛。

美国马里兰大学的神经科学家们首先测试了雌性啮齿动物的疼痛敏感性，然后通过手术切除了它们的卵巢（卵巢的功能是产生雌激素）。随后进行测试，失去卵巢的雌性动物对疼痛的反应更像雄性动物一些，也就是说，它们对疼痛变得不太敏感。如果再给它们注射雌激素，那么这些失去卵巢的雌性动物对疼痛的敏感性会很快恢复正常，就像在卵巢切除手术前一样对疼痛敏感。

人们可以将绝经期的女性视为以上大鼠实验的人类版本。绝经期女性的卵巢停止分泌雌激素，就像卵巢被手术切除了一样。为了治疗雌激素急剧下降引起的临床症状，许多绝经期女性开始服用外源性雌激素，也就是说，雌激素不是在体内自然产生的，而是作为药物服用。如果"雌激素会增加疼痛"的理论是正确的，那么人们应该推测这种激素替代疗法会加剧疼痛。然而，令人疑惑不解的是，这种激素替代疗法时而加剧疼痛，时而又不会，甚至有时又能缓解疼痛。

其中，有一些研究表明，绝经期女性采用激素替代疗法后，确实会遭受更多的慢性疼痛。但是，也有研究表明激素替代疗法与老年女性的疼痛之间并没有什么联系。还有研究表明，当绝经期女性停止采用激素替代疗法时,她们的疼痛反而会增加,这个事实恰好与"雌激素会增加疼痛"的理论预测的相反。事实上,一些曾经患有偏头痛的女性在停止雌激素治疗后的几周内,重新出现了偏头痛的症状。此外,一般来说,女性人群中更常见的三叉神经痛①等一些疼痛疾病,要到女性绝经期才开始发病。

那么,这里就有更多值得我们深思的问题。当变性人②服用激素来强化他(她)们新获得的性别特征时,对疼痛会产生什么影响呢?意大利的研究人员也想知道这个问题的答案。在一项初步研究中,他们随访了由男性变性为女性的变性人,这些变性人服用雌激素来增强女性性别特征。结果发现,她们中有大约三分之一的人出现慢性疼痛,特别是头痛。研究人员还研究了由女性变性为男性的变性人,这些变性人服用睾酮来增强男性性别特征,结果发现,他们的慢性疼痛减轻了。所有这些现象都比较符合"睾酮预防疼痛,而雌激素增加疼痛"的提法。

为什么这些激素与慢性疼痛有如此复杂的联系呢?迄今为止还没有十分确定的答案。有这样一种理论认为,睾酮会抑制脑中的兴奋性疼痛通路,从而产生镇痛效应,而雌激素可能会阻断抑制性的疼痛通路,从而导致更多的疼痛。

对于绝经前的女性,雌激素水平在每个月经周期中是上下

---

① 三叉神经痛以一侧面部三叉神经分布区内反复发作的阵发性剧烈痛为主要表现,发病率女性略多于男性,可随年龄增长而增长。三叉神经痛因程度剧烈,号称"疼痛之王"。——译者注

② 变性人指的是那些已经通过手术改变了自己原本生理性别的人。——译者注

波动的。这是使雌激素与疼痛的联系变得更加复杂的主要原因。在月经周期的不同时间点,疼痛反应程度也发生显著的波动。许多疾病,包括肠易激综合征、颞下颌关节紊乱综合征、头痛和肌纤维痛,其疼痛都会在整个月经周期内发生显著变化,但并不总是与人们的预期结果一致。一方面,在月经周期中雌激素水平较低的时期,有些女性对疼痛会变得更敏感。然而,另一方面,在女性雌激素水平较高的妊娠期,女性感受到的偏头痛和颞下颌关节紊乱综合征的痛感反而较少。当雌激素水平在分娩后突然下降时,女性患者偏头痛发作的次数会明显增加。这真是匪夷所思啊!

有鉴于雌激素与疼痛关系的复杂性,现在越来越多的研究人员怀疑,体内雌激素的绝对水平可能并不是疼痛的关键影响因素,而体内雌激素水平的快速变化才是引起疼痛的关键。换句话说,就是雌激素水平的快速改变所诱发的机体内稳态的变化,才是疼痛的真正诱因!

就女性的疼痛而言,存在治疗不足的问题吗?

一般来说,有证据表明,女性可能在许多疾病(如心脏病)状态下,都没有得到充分的治疗。当然,现有证据表明,对女性的疼痛治疗情况也概莫能外。

然而,不得不说,2003 年奥尔巴尼医学中心(Albany Medical Center)的一项研究却并没有证实这种状况。该研究发现,整体来说,事实上给予男性患者和女性患者的阿片类药物的剂量是相当的。2011 年的一篇综述文章中有以下观点:没有证据表明对女性疼痛的治疗存在系统性偏见,至少对肌肉骨骼疼痛来说是这样的。

此外,1995 年斯坦福大学的一项研究发现,有时女性患者会接受比男性患者更加激进的疼痛治疗。急诊室中,医生会认为患有头痛、颈痛或背痛的女性患者遭受了更多疼痛,并提供更强效的止痛药物。

但是,一般来说,女性患者在寻求疼痛治疗时,经常会出现治疗不足的问题。其中一个可能的原因是,当女性患者谈论她们的疼痛时会使用更多的情绪化语言,因此,医生通常会认为她们在夸大其词。确实,依据精神科医师制定的标准,人们认为女性表达她们的疼痛时通常是戏剧性和情绪化的。但是其

女性患者在寻求疼痛治疗时,经常会出现治疗不足的问题
Photo by JESHOOTS.com on Pexels

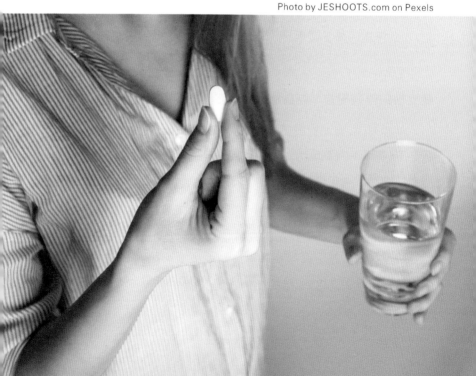

他证据表明,在脑功能水平上,女性可能真的对疼痛有着更强烈的情绪反应,所以医生应该重新思考这个问题。

在一项研究中,乔治敦大学的研究人员录制了一些由专业演员饰演胸痛患者的视频。研究人员向超过 700 名初级保健医师展示了这些视频,并向他们提供了有关每位"患者"的数据。与男性患者相比,这些初级保健医师更倾向于不相信女性患者患有心脏病。同样地,欧洲研究人员查看 3779 名心脏病患者的记录时发现,其中仅 42% 是女性,他们发现女性的心脏问题并没有彻底得到解决。此前,位于佛罗里达州杰克逊维尔的梅奥诊所①(Mayo Clinic)曾对因胸痛而进急诊室的 2271 名男性和女性患者进行了研究,结果也是如此。

虽然关于心脏病发作的诊断过程可能很复杂,但是对不太复杂的医疗问题,如对骨关节炎诱发的膝关节疼痛来说,医生通常也表现出相同的行为模式。根据梅奥诊所整形外科主任玛丽·奥康纳(Mary O'Connor)的说法,女性患者接受必需的髋关节或膝关节置换术的可能性要小,而且对她们的手术安排通常也不够快。女性患者做这种手术时,往往已经到了疾病晚期,所以治疗的效果可能也不够理想。

通常,医生不太可能向患有中度膝关节炎的女性推荐手术治疗。究其原因,可能是由于他们存在无意识的偏见。举个例子,加拿大研究人员要求 38 名家庭医生和 33 名整形外科医师,评估一名典型的膝关节炎男性患者和一名典型的中度膝关节炎女性患者的病情。就医生建议患者进行膝关节置换的可

---

① 梅奥诊所现名为"妙佑医疗国际"。——译者注

能性而言,男性患者要比女性患者高 22 倍之多。

女性患者的腹痛也往往存在治疗不足的问题。例如,在美国费城,急诊室医师回顾性研究了 981 名患有急性腹痛的男性患者和女性患者。虽然男性患者和女性患者的疼痛评分类似,但是与男性患者相比,女性患者接受各种类型的疼痛治疗的可能性都显著偏低,特别是接受阿片类药物治疗的可能性要低 15%~23%。同时,女性患者也需要等待更长时间来接受各种类型的疼痛治疗。具体一点,女性的平均等待时间为 65 分钟,而男性的平均等待时间为 49 分钟。与男性患者相比,患有癌症和艾滋病的女性疼痛患者,也更不容易得到充分的治疗。

同样地,瑞典的一项引人注目的研究结果也揭示了这种性别偏见。瑞典的研究人员利用针对年轻医生的国家考试的修订版本,向年轻医生描述了假想的颈痛患者,其中有男性患者,也有女性患者,而所有患者都被描述成生活在紧张家庭环境中的公共汽车司机。结果显示,年轻医生更有可能向女性颈痛患者询问心理社会问题,而更有可能要求男性患者进行进一步的实验室测试。这种性别偏见在女性与男性年轻医生中都普遍存在。

如果男性和女性的疼痛是如此不同,那么止痛药物是否应该根据性别不同而有所差异呢?

为什么一些阿片类药物的镇痛效果具有性别差异呢?这是当今疼痛研究中最迫切的问题之一。显而易见,阿片类药物的镇痛效果往往是存在这种性别差异的,但是这种差异的倾向和程度尚不太清楚。为什么实验大鼠对阿片类药物反应的研究结果并不一定适用于人类？答案就更加不清楚了。

在神经系统中，有三大类阿片受体：μ 受体、κ 受体和 δ 受体。这些受体可以和阿片类止痛药结合，就像磁铁一样。不论阿片样物质来自体内（例如内啡肽）还是作为药物被摄入，这种钥匙和锁相互作用的模式都是相同的。不管阿片样物质来自何处，阿片受体与其结合后都会变成一种"快乐"受体，可以快速减轻疼痛。

吗啡是临床上最常用的阿片类药物，主要与 μ 受体结合。μ 受体是三大类阿片受体家族中最大的一类。芬太尼是一种药效比吗啡强 100 倍的类似药物，也可以与 μ 受体结合。可待因虽然不与 μ 受体强力结合，但可待因在体内转化为吗啡后，就能很好地结合于 μ 受体而起作用。

较不常用的其他药物的作用模式则不同，它们主要与 κ 受体结合。患者对 κ 阿片类药物的反应因性别而异，甚至可能仅限于某些特定的疼痛情况，例如拔牙诱发的疼痛，所以这一点很重要。迄今为止，还没有特异性结合 δ 受体的药物。由于复杂的遗传因素，红发女性对 κ 阿片类药物的反应特别好。

一般来说，包括 μ 受体、κ 受体和 δ 受体在内的所有阿片受体，它们的工作方式大致相同。当受体被结合时，它们会在神经细胞内触发级联反应，最终阻止机体产生与促进疼痛相关的化学物质，如 P 物质，而阻断 P 物质可以减轻疼痛。

在美国佐治亚州立大学，神经科学家们正试图解开阿片类药物反应的性别差异的机制。他们发现，雌性大鼠需要 2 倍于雄性大鼠的吗啡来产生相同水平的麻醉效果。他们推测原因可能在于 μ 受体的不同。他们统计了特定脑区的 μ 受体的数量,结果发现雄性大鼠的 μ 受体数量是雌性大鼠的 2 倍。这与 2003 年波士顿塔夫茨大学医学院的一项研究结果一致。该研究发现,女性患者在手术后报告的疼痛比男性更严重,而且至少比男性需要多 30% 的吗啡。但是,也有其他研究人员质疑该研究结果,认为这只是一个人体内有多少 μ 受体的问题。

依据女性所处的月经周期(在动物实验中则依据实验动物是否处于发情期)的不同时间段,阿片类药物对于女性镇痛的有效性差异很大,这一因素增加了问题的复杂性。在美国佐治亚州,人们对大鼠的研究发现,当雌激素水平最高时,由于雌激素可能会下调或降低 μ 受体的效果,所以吗啡的镇痛效果是最差的;当雌激素水平较低时,由于动物体内可能有更多的 μ 受体,所以吗啡的镇痛效果会更好。但是,美国密歇根大学的研究人员发现,人类的情况有所不同,即当女性处于月经周期的高雌激素水平时间段时,μ 受体活动反而会增加。

然而,实际情况甚至更加复杂。在一类研究中,疼痛患者可以通过自行按下一个按钮向静脉注射药物,达到患者自主镇痛的效果。结果发现,男性患者反而消耗了更多的阿片类药物。但是,有鉴于阿片类药物对女性患者产生的副作用更严重,包括消极情绪、恶心和呕吐等,女性患者会故意减少阿片类药物的使用剂量。所以,这并不一定意味着女性患者感受到的疼痛较轻。

最后,正如加拿大麦吉尔大学的疼痛遗传学家杰弗里·S.摩泽尔指出的,有鉴于女性和男性对阿片类药物处理方式的差异,总有一天,人们可能需要给女性患者吃"粉红色"的止痛药片,而给男性患者吃"蓝色"的止痛药片。

种族会影响疼痛的患病率吗?

会的。同时,因为美国是一个种族日益多元化的国家,所以这也是一个很大的社会问题。现在,非白种人占美国总人口的三分之一,预计到 2042 年,少数族裔将占到多数,到 2050年,少数族裔将占总人口的 54%。多年来的研究结果一致表明,在疼痛流行病学、有质量的疼痛护理和疼痛治疗等方面,都存在明显的种族差异。

2009 年,来自美国得克萨斯大学、密歇根大学医学院和公共卫生学院、杜克大学临终护理研究所的研究人员,对疼痛的种族差异研究进行了重大回顾。结果发现,急性疼痛、慢性疼痛、癌性疼痛以及患者整个生命周期的缓和疼痛照顾,都存在种族或人种差异。也就是说,少数族裔的疼痛护理质量要远低于白种人。

一方面,少数族裔的疼痛护理质量较低是一个问题。另一方面,一些数据表明黑种人和西班牙裔人等少数族裔也比白种人遭受更多疼痛,这又是一个问题。2005 年的一项研究发现,与白种人的疼痛相比,黑种人明显有更强烈的癌性疼痛、更恼人的疼痛相关的负面情绪,以及更多的日常功能紊乱。2007年对 51 岁以上的成年人进行的一项研究发现,黑种人和西班牙裔人患严重疼痛的风险高于白种人。不过,在其他一些研究中,研究人员并未发现如此明显的种族差异。

在实验室条件下，黑种人对疼痛比白种人更敏感吗？

有一些研究结果提示，情况是这样的。举个例子，在一项研究中，将受试者的一只手浸入冰水中以诱发疼痛，黑种人比白种人对这种疼痛更加敏感。此外，其他研究也发现实验性疼痛存在种族差异。2012 年，一篇对 26 项实验性疼痛研究进行荟萃分析的系统性综述文章显示，一般来说，黑种人的疼痛耐受性（一个人所能忍受的最大刺激强度）维持在一个较低水平，疼痛阈值（引起疼痛所需的最小刺激强度）也维持在一个较低水平。2014 年的一项针对患有膝骨关节炎的老年人的研究发现，与白种人相比，黑种人对实验性疼痛的敏感性更高、临床性疼痛疾病更多，疼痛也让黑种人的日常生活质量变得更差。不过，尽管黑种人和白种人在临床性疼痛上存在差异，但是，"在排除受教育和年收入等因素的影响后，这种差异在统计学上就变得不显著了……"

遗传基因的差异能解释为什么黑种人和西班牙裔人拥有更高的疼痛敏感性吗？

2009 年，一份得克萨斯大学、密歇根大学和杜克大学的共同研究报告指出，一些基因的差异可能与不同种族的疼痛差异有关。

黑种人和西班牙裔人的疼痛是否得到了充分的治疗？

一般来说,情况是这样的。为什么少数族裔的疼痛得不到充分的治疗? 究其原因,目前还不完全清楚,但是,这种现状与当今社会现有的其他不平等状况也是一致的。

2011 年,美国医学研究所的一份研究报告指出,少数族裔的疼痛治疗不足的状况是非常严重的。

显而易见,偏见会影响人们对黑种人疼痛的认知。2012年,美国弗吉尼亚大学的一项研究发现,白种人甚至黑种人自己都认为黑种人的疼痛不如白种人那么强烈,这种误解可能导致黑种人的疼痛得不到充分的治疗。在这项研究中,研究人员给志愿者展示了疼痛中的黑种人或白种人的照片,并要求志愿者评估这些人的疼痛程度。结果发现,包括护士和学习护理的学生在内的所有人都认为黑种人的疼痛不如白种人的那么强烈。

2000 年美国纽约的一项研究同样令人感到不安。研究人员对该地区 347 家药店进行随机抽样,发现超过 50％ 的药店内治疗严重疼痛的药物库存不足,并且最有可能出现库存不足状况的是非白种人社区的药店。这项研究得出的结论是,少数族裔的患者面临着疼痛治疗不足的巨大风险。这项研究成果发表在《新英格兰医学杂志》上,作者大声疾呼"该现状是我们所不能接受的"。

美国凯斯西储大学医学院和美国西北大学医学院的研究

人员发现,急诊室的医生为黑种人疼痛患者开出阿片类药物处方的可能性要低于白种人患者。另一项对 1.6 万名癌性疼痛患者进行的研究发现,黑种人和拉美裔人在疼痛治疗上面临着更多的障碍。

少数族裔存在疼痛治疗不足的问题,甚至连少数族裔的婴幼儿也常常难以幸免。2010 年,美国西雅图研究人员的一项研究发现,西班牙裔婴幼儿在扁桃体切除术后,服用的阿片类药物止痛剂比白种人婴幼儿要少 30％。此外,与白种人相比,服用阿片类药物的黑种人也更有可能被要求进行尿检。

2009 年,得克萨斯大学、密歇根大学和杜克大学的研究人员发现,在疼痛的种族差异方面目前存在着相互矛盾的研究结果。其中,有一些研究发现,在急诊室里,黑种人和西班牙裔人都面临疼痛治疗不足的风险,但另一些研究则不这么认为。还有一些研究表明,对术后疼痛来说,与亚裔美国人、黑种人或西班牙裔美国人相比,白种人患者手术后更有可能服用更高剂量的阿片类药物。但是,也有其他研究结果与上述结果相矛盾。

在接受乳腺癌手术的女性患者中,黑种人女性和西班牙裔女性似乎比白种人女性遭受更多术后疼痛的折磨。就慢性非癌性疼痛而言,不论年龄或性别,黑种人报告的疼痛程度都比白种人的更严重。2009 年的一篇综述文章显示,与白种人相比,黑种人报告了更多与疼痛相关的残疾和更多与抑郁和创伤后应激障碍相一致的症状。

在美国,成年人中患关节炎的人占成年人口的 20％,其中黑种人的患病率与白种人的相似,但是黑种人中由关节炎诱发严重关节疼痛的比例较高。即使在必要的情况下,与白种人相比,患有关节炎的黑种人患者接受髋关节或膝关节置换术的可能性要小得多。

此外,研究人员对高血压患者的回顾性研究发现,黑种人消费的镇痛药较少。2009 年,一篇综述文章指出,患有胸痛的少数族裔患者接受的诊断性测试也较少。而且,虽然白种人和少数族裔的癌性疼痛往往都得不到充分的治疗,但是在非少数族裔地区的诊所就诊的非洲裔美国人和西班牙裔美国人面临疼痛治疗不足的可能性是非少数族裔患者的 3 倍左右。研究人员还发现,即使在患者临终时,这种种族差异也存在,少数族裔的患者登记入选临终关怀对象的可能性要低于非少数族裔的患者。

老年人的疼痛也许更难治疗
Photo by Matthias Zomer on Pexels

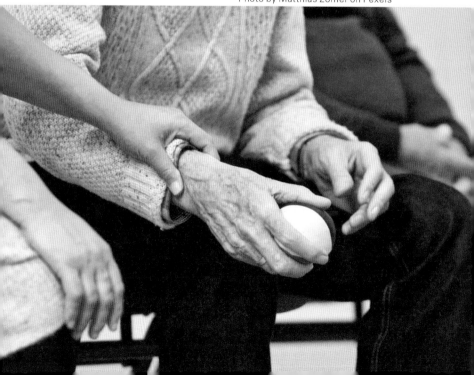

老年人的疼痛会与普通人有所不同吗？

　　虽然疼痛在老年人群中是很常见的,但是疼痛并不是衰老的必然产物。然而,这与人们普遍认为的观点是相反的。老年人疼痛已经成为一个日益严峻的挑战。2000 年,65 岁以上的美国人已经占到总人口的 12%;预计到 2050 年,美国老年人口将占总人口的 20% 以上。

　　通常,老年人的疼痛治疗起来也可能更加棘手,部分原因是老年人的药物代谢能力与年轻人存在明显不同,并且老年人更容易对药物产生不良反应。

将年龄和疼痛的各种因素分离通常是很困难的
Photo by Huy Phan on Unsplash

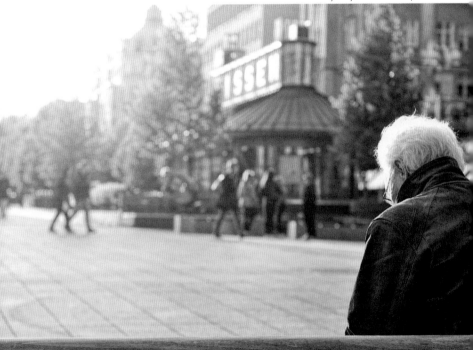

举个例子，老年人服用非甾体抗炎药而发生出血并发症的风险是一般人群的 3～4 倍。因为老年患者往往无法耐受非甾体抗炎药的副作用，所以许多慢性疼痛的老年患者不得不转向使用阿片类药物来镇痛。

老年人也容易患一些特定类型的疼痛，包括关节疼痛（如骨关节炎）、术后疼痛和疱疹后神经痛等。另一方面，当人们步入中年后，腹痛、偏头痛和颞下颌关节紊乱综合征的患病率却有所下降。腰痛的患病率在 65 岁之前似乎有所上升，但是 65 岁以后也呈下降趋势。肠易激综合征的患病率似乎在中年期达到高峰，之后也开始下降。

但是，佛罗里达大学和华盛顿大学的研究人员表示，将年龄和疼痛的各种因素相分离，通常是很难做到的。

是否存在生物学的因素能够改变老年人的疼痛体验？

能，但是这些变化似乎是模棱两可的。

一个众所周知的现象是随着年龄的增长，细胞内的"端粒"会逐渐缩短。"端粒"是指染色体末端的那些微小 DNA 片段。打个比方，它看起来很像鞋带的保护性末端。端粒的功能是负责在细胞分裂过程中保持 DNA 的完整性。有些研究表明，慢性疼痛的发生可能与端粒的缩短有关。此外，体内的自由基积累过多引起的氧化应激不仅与衰老息息相关，还可能与老年人疼痛体验的加剧有密切关系。

在神经系统中，有髓和无髓神经纤维均随着年龄增长而逐渐减少。背根神经节中的感觉神经纤维也会随着年龄的增长而减少。老年人的阿片受体（作为与阿片类药物结合的靶点）基因表达似乎也会减少，意味着老年人可能对镇痛药的反应性降低。尤其重要的是，系统性炎症的增加不仅与衰老有关，而且炎症可以导致疼痛的敏感性增加。

另一方面，疼痛阈值随着年龄的增长而逐渐升高，这意味着老年人实际上可能对疼痛变得不那么敏感。然而，一些（但是并非所有的）研究显示，疼痛耐受性随着年龄的增长而逐渐降低。

老年人对与年龄相关的恐惧会导致疼痛问题吗？

会的，特别是老年人对于跌倒会产生恐惧心理。老年人对跌倒的恐惧经常使他们对体育锻炼或运动感到害怕，这反过来又促使老年人形成了久坐不动和社交活动范围缩小的不良生活方式。这种恶性循环使得老年人的疼痛体验变得更加糟糕。此外，老年人服用阿片类药物、抗惊厥药和抗抑郁药都会增加其跌倒的风险，从而使这一问题雪上加霜。

就老年人的疼痛而言，存在治疗不足的问题吗？

是的。一些研究显示，老年人的疼痛也存在治疗不足的问题，与对女性人群和少数族裔的疼痛治疗不足的状况是一样的。在一项针对超过 1.3 万名年龄在 65 岁以上的癌症患者的研究中，有超过三分之一的患者受到日常性疼痛的困扰。此外，与 65～74 岁的患者相比，年龄在 85 岁及以上的老年患者没有接受疼痛治疗的可能性要高出 1.5 倍。

婴幼儿的疼痛管理状况如何呢？　就婴幼儿的疼痛而言，存在治疗不足吗？

就在不久前，医生们还错误地相信婴幼儿因神经系统不成熟而无法处理疼痛信号，因此认为婴幼儿根本不会感觉到疼痛。当然，也有一些医生推断，就算是婴幼儿确实感觉到了疼痛，他们也不会对疼痛产生记忆。此外，医生们对婴幼儿麻醉问题还有担忧。在过去几年，没有人知道麻醉药品对婴幼儿的危害到底有多大。因此，医生们认为，如果手术对挽救孩子的生命是必须的，那么不论麻醉药品对婴幼儿的危害有多大，他们最好还是进行手术。

现在，医生和研究人员肯定已经知晓，婴儿甚至胎儿都能感觉到疼痛。但是，在世界各地的许多医院，这一常识却并没有改变婴幼儿疼痛管理的状况。

早在 1974 年，美国爱达荷大学的一名护士在爱达荷一家医院的病房里一边踱步，一边研究 25 名年龄在 4～8 岁的婴幼儿的医疗记录。这些婴幼儿曾接受过各种手术，包括腭裂修复、阴茎末端的尿道开口和其他手术等。在他们整个住院期间，25 名婴幼儿总共只接受了 24 剂止痛药，而其中只有 50％是阿片类药物。其中，有 13 名婴幼儿未接受任何止痛药治疗，尽管他们分别接受了创伤性脚部截肢手术、颈部肿块摘除、肾部分摘除或其他重大手术。

这位爱达荷医院的护士将同时在一家医院进行手术的 25

名成年人的疼痛管理与婴幼儿的疼痛管理进行了对比研究。结果发现,成年人在住院期间总共接受了 372 剂麻醉剂和 299 剂非麻醉性止痛药。

在这一发现之后,其他研究人员也开始探讨婴幼儿疼痛治疗不足的问题。1982 年,一个研究小组发现,婴幼儿患者经常在完全没有实施麻醉的情况之下接受烧伤清创治疗。请注意,这是一种极其疼痛的操作过程。1983 年,美国弗吉尼亚大学的研究人员对接受过心脏手术的 50 名婴幼儿和 50 名成年人的术后麻醉情况进行了回顾性研究,结果发现,没有一个人得到很好的疼痛管理,甚至成年人也没有。但实际上,至少有 70％的阿片类药物用于成年人的治疗,而仅有 30％的阿片类药物用于婴幼儿的治疗。

同年,澳大利亚的研究人员对 170 名刚刚接受过手术的婴幼儿进行了研究。他们发现,75％的婴幼儿患者没有得到足够的镇痛治疗。1986 年,波士顿的研究人员比较了在不同医院进行相同手术的 90 名婴幼儿和 90 名成年人,涉及疝气、阑尾切除、烧伤和股骨骨折等手术。研究人员也发现,疼痛治疗存在巨大的不平等,成年人的阿片类药物使用剂量是婴幼儿的 2 倍。

但是,通过对大脑发育的基础神经生物学的研究,医学界开始相信婴幼儿确实可以感知疼痛,并且理应接受疼痛诊疗。

英国的疼痛研究人员对这个研究课题充满了信心,解决婴幼儿疼痛的难题成了他们的长期使命。他们开始研究新生大鼠和人类的神经系统在遭受严重疼痛的情况之下如何发生变化。1985 年，他们发表了一系列重要论文中的第一篇，在这篇论文中，他们阐述了出生后痛觉神经通路的发育情况。结果发现，局部镇痛药不仅可以降低后续慢性疼痛的发病风险，而且一旦婴儿的疼痛未经治疗，将会对机体产生长期的不良影响。

1987 年，《新英格兰医学杂志》刊载了一篇轰动一时的分析文章。研究者们提供了无可辩驳的证据，表明婴儿和年龄较大的幼儿确实能感知疼痛。研究者们通过援引一项又一项的研究结论，证明了婴幼儿的神经系统确实已经足够成熟且能够处理疼痛信号。有所不同的是，婴幼儿对疼痛的反应是释放大量的应激激素。而且，对接受手术的新生婴儿可以给予而且也应该给予镇痛药治疗。

研究者们援引了超过 200 篇论文，细致地描绘了新生儿皮肤上的伤害性（疼痛）感觉神经末梢，统计发现它们的数量和成年人是一样多的。事实上，其他研究也表明，早在妊娠期第 7 周，胎儿皮肤某些部位的痛觉神经就已经发育成熟。

事实上，由于婴幼儿从脑到脊髓的、自上而下的疼痛控制通路还没有完全发育成熟，因此婴幼儿实际上可能对疼痛刺激更为敏感。有趣的是，研究表明，婴儿甚至在母亲的分娩过程中也在积极地试图去控制疼痛。

持"婴幼儿能感知疼痛"的观点的人，也加入了关于包皮环切术的争论中，这不足为奇。早在 20 世纪 70 年代初，人们已经清楚地知道，如果新生儿在没有麻醉的情况之下接受了包皮环切术，那么他的睡眠质量就会受到影响，体内的一种应激激素（指皮质醇）的水平也会急剧升高。相反，如果一个新生儿在包皮环切术前接受了局部麻醉处理,那么他就不会表现出疼痛和应激的行为学特征。

　　但直到几十年后,人们才清楚地认识到,如果对包皮环切术过程中的疼痛不加以控制的话,那么这种疼痛将会对婴儿产生持久的不良影响。1997 年,加拿大研究人员对 3 组男婴进行实验,证明了这一点。其中,第一组男婴不接受包皮环切术;第二组男婴涂抹了一种叫作复方利多卡因的局部麻醉药膏后,接受了包皮环切术;第三组男婴在服用安慰剂后,接受了包皮环切术。6 个月后,在这些婴儿接受标准疫苗接种的过程中,研究人员进行了录像观察。结果发现,与未接受手术的婴儿相比,接受包皮环切术的婴儿对疼痛的反应更强烈,例如婴儿哭泣的时间更长。而涂抹局部麻醉药膏则阻止了婴儿这种对疼

事实上,非常小的婴儿可能对疼痛特别敏感
Photo by Omar Lopez on Unsplash

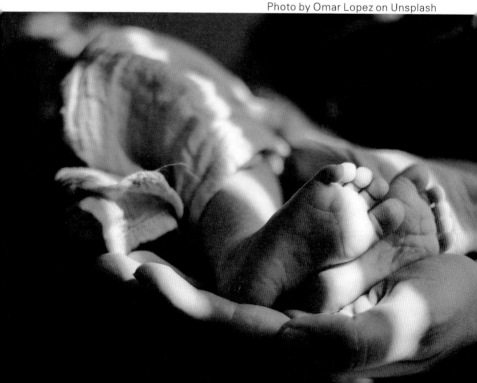

痛的过度反应。时至今日，许多包皮环切术是在不同类型的麻醉(阴茎背神经阻滞)状态下完成的。

对年龄稍大一点的儿童来说，一旦他们的疼痛未经治疗，他们的身体就可能受到疼痛带来的持久影响。举个例子，患有肿瘤的学龄儿童在接受抽取骨髓穿刺或腰椎穿刺等手术而导致疼痛时，如果他们的第一次手术没有得到良好的疼痛控制，那么他们在后续手术中将会遭受更多的疼痛。

那么，就婴幼儿的疼痛而言，治疗效果又有多好呢？

还不够好。

从历史上看，医生们由于过分担心阿片类药物对呼吸系统产生的副作用，因此给婴幼儿和儿童服用的阿片类药物的剂量相对偏低。的确，婴幼儿麻醉后，严重和轻微不良事件的发生概率大约是成年人的两倍，并且在新生儿中风险最高，这都不足为奇。新生儿的肝脏尚未发育成熟，所以肝脏需要更长的时间来代谢药物。这意味着婴幼儿可能需要更长的时间来代谢阿片类药物。对感到疼痛的婴幼儿必须精心护理，以免引发更多的疼痛。此外，人们还担忧阿片类药物对婴幼儿脑部发育的影响，包括可能诱发的脑细胞死亡和脑发育的问题。

但是，现在拜科技进步之赐，医生们能够给予儿童(甚至婴儿)安全有效的疼痛治疗。在术后疼痛等急性疼痛期间，与未接受疼痛治疗的婴幼儿相比，接受良好疼痛治疗的婴幼儿预后要好得多。

有趣的是,当儿童长到 2～6 岁时,他们从身体中代谢清除药物的速度反而比成年人更快。然而,儿童清除药物的速度更快,也意味着他们可能很快需要服用新剂次的药物,这就使问题变得很棘手。例如,对持续释放的口服吗啡类药物,成年人每天只需要服用 2 次,而儿童可能每天需要服用 3 次。

但是,除非儿童的父母首先接受有效的教育培训,否则他们往往会给予儿童过高或过低的药物剂量。实际上,这让父母感到十分焦虑,他们的确经常把事情弄得一团糟。那么,如果有可能,年仅 6 岁的儿童能够学会 "患者自控镇痛"吗? 这是可能的。"患者自控镇痛"是指患者可以根据自身需要通过按下一个按钮,来注射预先灌注好的吗啡。尤其重要的是,让儿童自主使用阿片类药物不会增加患并发症的风险。许多儿童

许多良性干预措施(如触摸),可以帮助儿童缓解疼痛
Photo on Pexels

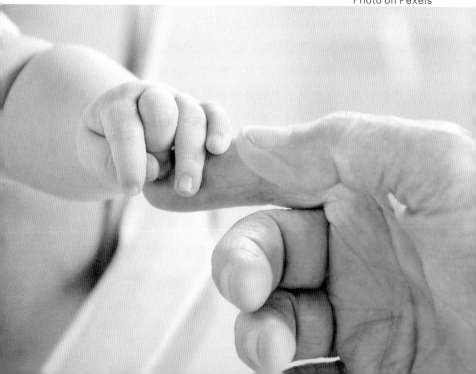

也更喜欢用这种方法而不是反复接受止痛药肌肉注射。

一些研究表明,儿童使用阿片类药物不会有成瘾的风险,除非该儿童因遗传背景和社会环境已经处于高成瘾风险的状态。

但是,当今社会又回到了对阿片类药物日益增长的恐惧之中,这引起了儿科疼痛专家的关注,他们担心严重疼痛的婴幼儿患者将可能无法获得所需的阿片类药物。在急诊室里,甚至在确诊为阑尾炎的情况之下,黑种人和西班牙裔儿童的疼痛治疗不足的风险明显高于白种人。

对于使用更温和的非阿片类药物来治疗婴幼儿疼痛,许多医院和医生的态度并不积极主动。其实,许多良性的干预措施都有助于缓解轻度疼痛,包括母乳喂养、安抚奶嘴、搂抱、抚触、襁褓包裹。通常,对年龄较大的婴幼儿来说,自我催眠和认知行为疗法也可以帮助缓解疼痛。

从新生儿的脚后跟抽血来进行血液检测是医院的常见做法。对成年人来说,扎脚后跟可能并没有什么不妥。但是,请换位思考一下,对新生儿来说,扎脚后跟所引起的疼痛可能就与一把刀插在成年人的脚上一样痛。

玛丽·波平斯(Mary Poppins)认为,至少对脚后跟抽血和其他小手术来说,一汤匙糖水对缓解婴幼儿的疼痛确实有帮助。她的观点是正确的。许多研究,如对国际考克兰协作组织(分析医学研究结果的国际组织)进行的 44 项研究的重大综述发现,蔗糖显著缩短了新生儿在扎脚后跟期间哭泣的时间,尽管它并没有阻止新生儿的第一声尖叫。采用常用早产儿疼痛评分简表测量疼痛时,测量结果显示蔗糖还可以显著降低婴幼儿疼痛的评分。

但是,对婴幼儿来说,最好的天然"止痛药"也许来源于母亲。"袋鼠式护理"是指包括基本的抱持和抚触。研究表明,与将婴幼儿紧紧包裹在襁褓中相比,母亲与婴幼儿的肌肤接触在缓解疼痛方面更为有效。反映疼痛程度的指标涉及哭泣、面部表情变化和心率增加等方面。熟悉的气味(特别是母亲的气味)也有助于使婴幼儿平静。此外,母亲熟悉的嗓音也一样奏效。

但是,这些方法在临床上的应用仍然是存在偶然性的。

1992 年,在一项研究中,研究人员随机选择了 150 名 4~14 岁的住院儿童,对他们的父母进行了采访来评估儿童在医院的疼痛管理情况。结果显示,超过 87% 的儿童在过去 24 小时内有过疼痛,其中 19% 属于严重疼痛。而在过去的 24 小时内,只有 38% 的儿童接受了镇痛药治疗。这个结果真是令人沮丧。

2000 年,美国旧金山的研究人员检查了由护士报告疼痛的住院儿童的医疗记录。他们发现,阿片类药物的使用极其不均衡。2002 年,其他研究人员发现,在住院的 237 名儿童中超过 20% 出现了明显的疼痛。2003 年,瑞典一项全国范围的针对护士和医生的调查研究显示,手术后遭受中度至重度疼痛的儿童占 23%,遭受其他原因引起的疼痛的儿童占 31%。同年,美国缅因州和马萨诸塞州的研究人员抽查了 180 名年龄在 6个月至 10 岁的儿童的急诊室医疗记录,这些儿童因骨折或严重烧伤而入院。研究人员发现,基本没有接受任何止痛药治疗的 2 岁以下的儿童,占比高达 65％。

　　来自荷兰和美国阿肯色大学的研究人员对 151 名早产儿进行了研究,并记录了他们在重症监护室的前 2 周遭受的所有可能的疼痛的经历,平均每天每名早产儿会被记录 14 次。有些操作(比如清理呼吸道)是相对无创伤性的。研究人员发现,少于 35％的早产儿接受了超前镇痛治疗,而在整个重症监护室期间,从未接受过任何镇痛治疗的早产儿占到了 40％。

　　甚至时至今日,法国的疼痛研究人员称,儿童疼痛仍然得不到充分治疗。2008 年,法国的一个研究团队针对巴黎及周边地区 430 名住院的早产儿进行了为期 6 周的研究。研究人员发现,每名早产儿平均每天接受 16 次导致疼痛或应激反应的治疗,尽管其中一些手术创伤是轻微的。令人大吃一惊的是,高达 79.2％的早产儿没有接受特殊的镇痛治疗。

　　2008 年,加拿大的研究人员发现,在加拿大全国排名领先的多伦多大学附属儿童医院,只有 27％的儿童在过去的 24 小时内接受了某种疼痛的评估。然而,这些儿童或他们的监护人都一致认为他们遭受了中度至重度疼痛的折磨。

　　事实上,许多医院和私人诊所仍然没有采取任何措施来减轻儿童的疼痛,例如,在注射前为儿童涂抹局部麻醉药膏,而这些措施可能只是举手之劳。然而,时至今日,许多医院仍然缺少针对儿童的疼痛治疗指南,或者儿童疼痛的诊断评估方法。

　　如今,罹患晚期癌症的儿童仍然会在痛苦中死去。这真是令人悲痛欲绝。2000 年,波士顿缓和照顾专家对 103 名在

1990 年至 1997 年死于癌症的儿童的父母进行了随访。根据他们父母的说法,89％的儿童在生命的最后一个月遭受了"很多"或"极大"的疼痛。因此,从 2007 年起,这些专家就开展了一项为儿童疼痛提供更好的缓和照顾的随访研究,并且取得了一些进展。

然而,要想使儿童疼痛治疗的现状完全改观,这些努力显然还远远不够。

3 美国"阿片危机"

何谓"阿片危机"？

事实上,世界上有两种相互矛盾的流行病:一种是慢性疼痛导致的流行病,另一种是阿片类药物滥用导致的流行病[①]。前者没有得到媒体关注,而后者却得到了媒体的大量报道。

正如美国国立卫生研究院在 2014 年的阿片类药物和慢性疼痛研讨会的报告中指出的:

> 患慢性疼痛的美国人数量的增加,加上治疗这种疼痛的阿片类药物使用量的增加,造成了这样一种局面:大量的美国人得不到理想的疼痛护理……疼痛患者往往得不到最有效的整合治疗方案;相反,许多患者使用了不合适的处方药物。这些药物对患者来说,不仅可能是无效的,甚至可能是有害的。

在美国国立卫生研究院的报告中,最引人注目的发现是,"关于使用阿片类药物治疗慢性疼痛,药物提供者(指医生)需要做出的每一个临床决策都缺乏足够的证据"。这个发现受到了疼痛治疗一线医生的广泛认同。

---

① 据统计,美国人口约占世界总人口的 5％,却消费了全球 80％ 以上的阿片类药物。当今美国社会的药物成瘾问题日趋严重。近年来美国滥用阿片类药物过量致死的案例激增。阿片类药物过量使用在美国人意外死亡原因中排第一位。美国深陷"阿片类药物危机",简称"阿片危机",这是一场席卷全美的公共卫生危机。2017 年 10 月,特朗普就药物成瘾和阿片类药物滥用等问题,宣布美国进入"全国公共卫生紧急状态",将解决"阿片危机"提升至联邦政府的优先政策议程。美国"阿片危机"根源在于美国社会根深蒂固的药物滥用问题,成因复杂,波及面广。——译者注

坦率地说,在美国,在 4 年的医学院校学习中,临床医学生接受疼痛教育的平均时长是 9 个小时,甚至连兽医学专业学生接受疼痛教育的时间都比他们多得多。基本上,他们都是盲目地尝试治疗慢性疼痛患者。打个比方,这就像无头苍蝇乱飞一样。同样地,他们在尝试对阿片类药物滥用诱发的相关疾病进行治疗时,也只是凭经验在主观臆测。

发生"阿片危机"的背景是什么? 为什么阿片类药物有如此大的争议?

近几十年来,美国人一直对阿片类药物持前后矛盾的态度。打个比方,关于阿片类药物使用的公众舆论导向就像"钟摆"一样,也是摇摆不定的。截至 20 世纪初,美国人在阿片类药物的使用上还是相当自由的。之后,政府开始修订相关的法律条款来限制阿片类药物的使用和医生的阿片类药物处方权。这些限制性法律条款让公众舆论彻底转向,从而引起了医生的抗议,尤其是那些试图减轻癌症临终患者的疼痛的医生。最终,他们的抗议受到了当局的重视,并且卓有成效地改善了使用阿片类药物治疗疼痛的状况。

此后,阿片类药物不仅开始用于癌症临终患者,而且也用于非癌症引起的顽固性疼痛的患者。疼痛开始被看作是人的

"第五大生命体征"①，换句话说，患者的疼痛感就像脉搏、体温、呼吸和血压一样，应该成为定期评估的一种检测指标。医学伦理学家也开始认为，缓解疼痛应该被视为一项基本的人权，并且认为缺乏足够的缓解疼痛的措施可以与发生医疗事故（甚至是执行酷刑）相提并论。

当然，所有这些论调对制药企业来说都是好事。制药企业欢欣鼓舞，开始投入开发新一代、药效更持久的阿片类药物中去，其中最著名的药物就是奥施康定。奥施康定具有内置的长效缓释机制，这种机制实际上可以降低阿片类药物成瘾的风险，这使得医生更加放心大胆给患者开具奥施康定处方。然而，令人担心的事情还是发生了。阿片类药物滥用者发现，只要通过简单地咀嚼或粉碎奥施康定药片，就能在很短时间内摄入本来可以持续释放数小时的药物。这就使针对奥施康定的时间依赖性释放机制的设计完全失效。

如今，奥施康定的原始配方已经从市场上撤回，并且已经

---

① 为了减轻疼痛评估不足和疼痛治疗不足的问题，美国疼痛学会于 1995 年发起了"疼痛作为第五大生命体征"的运动。该运动的目的是使疼痛评估和测量与当时已有的四大生命体征一样，成为衡量患者健康的重要指标。该运动最初得到了许多医学团体、监管组织和制药公司的广泛支持。美国疼痛学会的指南建议，疼痛应以高度可视化的方式进行记录，并要有利于医护团队成员的定期检查，还建议使用一维疼痛量表或疼痛评分来记录并绘制疼痛强度的图表，包括数字评分量表和视觉模拟量表等。在过去的 20 年中，美国的许多医疗保健机构将疼痛作为第五大生命体征，并使用自我报告的一维数字疼痛量表来评估疼痛。美国推行将疼痛作为医疗保健的第五大生命体征的运动，也带来了令人意想不到的结果，即医生选择使用阿片类药物作为对患者自我报告的疼痛评分的最简单的应对方法。依赖于数字疼痛量表的"疼痛作为第五大生命体征"的运动，可能直接导致了现在美国的阿片类药物滥用，因此，美国医学会、美国外科学院、美国联合委员会、美国家庭医师学会以及医疗保险和医疗补助服务中心随后都撤回了它们对"疼痛作为第五大生命体征"运动的支持。——译者注

被新配方取代。新配方药物更难以粉碎、分解或溶解。它变成一种难以注射或鼻吸的黏稠的凝胶状物质。但是只要吞服大量药片,就能轻易使这种设计失效。

奥施康定的早期市场营销行为是否对公众有误导性?

是的。毫无疑问,这是一种积极和误导性的市场营销和推广。2007年,美国普渡制药的3名高管在美国联邦法院上认罪,承认他们误导了监管机构和公众(关于奥施康定成瘾可能性的看法),并同意缴纳6.34亿美元的民事和刑事罚款。该公司承认了其"欺诈行为导致了更大量的奥施康定被非法使用"的罪名[①]。尽管公司遭受挫折,但奥施康定仍然给公司带来了很可观的利润。艾美仕(一家追踪医疗保健市场的信息公司)获得的最近一年的数据显示,奥施康定在2015年销售了480万美元。

①　2019年9月15日,普渡制药由于卷入各州和个人的数千起诉讼,向美国政府申请破产保护。普渡制药被指责在美国各州夸大了奥施康定的止痛作用,却对其上瘾问题避而不谈,也被指助长了阿片类药物在美国的泛滥。另一个案例是,2019年8月26日,美国俄克拉何马州地方法院裁定制药商强生公司对该州阿片类药物泛滥负有责任,需支付5.72亿美元的罚款。强生公司被控利用误导性的宣传策略,使医生忽视阿片类药物成瘾风险,将阿片类药物作为治疗手段,助长了该州阿片类药物成瘾问题。——译者注

制药公司的资本是否助推了阿片类药物处方的增加？

似乎是这样的，尽管有很多原因导致止痛药处方的增加①。随着制药公司营销宣传的展开，长效和短效的阿片类药物的处方量均在逐渐飙升。1997 年至 2005 年，羟考酮的处方量增长了 588％，美沙酮的处方量增长了 934％，芬太尼的处方量增长了 423％，吗啡的处方量增长了 154％，氢可酮的处方量增长了 197％，盐酸氢吗啡酮的处方量增长了 224％。

2015 年 2 月公布的数据(1999 年至 2012 年)显示，在此期间使用"强度弱于吗啡"的阿片类药物的比例有所下降，但使用"强度强于吗啡"的阿片类药物的比例却有所上升。然而，该研究中的不同的止痛药分类方式也值得商榷。

目前，阿片类药物的处方仍然在加速增加吗？

没有。一些早期的迹象显示，阿片类药物的处方量的增速可能正在减慢。

---

① 有研究表明，美国患者满意度调查体系也助推了阿片类药物处方的滥开。依据美国医学研究所 2001 年提出的建议，患者满意度应当是衡量医院医疗水平的重要指标。美国相关机构设计出一套患者满意度调查体系，根据 2005 年联邦赤字削减法案，将美国所有医院纳入这一评价体系中。美国患者满意度调查体系共有 25 个问题，其中 3 个问题直接涉及疼痛，比如"在医院期间你是否需要缓解疼痛的药物？""你的疼痛在多大程度上得到良好的控制？""医院员工付出了多大努力改善你的疼痛症状？"患者满意度调查结果关系到医院的绩效，而医院绩效又与医生的收入直接挂钩。于是，医生和医院只有满足患者止痛的诉求才能换得患者的"好评"。最简单的办法就是不断开具阿片类止痛药的处方。而那些出于善意的、仔细斟酌是否有必要开阿片类止痛药的医生，则不仅得不到患者的理解，反而会被患者投诉，继而拉低医院的整体满意度。——译者注

2015 年 1 月,《新英格兰医学杂志》发表的一项研究表明,在过去几年,虽然在 2002 年至 2010 年阿片类药物的处方大幅上升,但是 2011 年到 2013 年却有所下降。同样地,该研究发现,尽管在 2002 年至 2010 年阿片类药物挪用和滥用的比例大幅上升,但是这些比例在 2011 年至 2013 年趋于平缓或下降。与阿片类药物过量使用相关的死亡率,其上升和下降的趋势也与之相类似。

制药公司的资本是否资助了"疼痛患者救助团体"?

在某种程度上,是的。但是,志愿者通常仅需极少的成本来运营"疼痛患者救助团体",这些团体的部分经费来自社会上的无偿捐赠。至少在理论上,这意味着他们不用必须参与执行制药公司的商业计划。2012 年 5 月,一家在线调查新闻机构的调查报告发布后,美国参议院对某些"疼痛患者救助团体"接受制药公司的资助情况进行了调查,其中包括美国疼痛基金会。该基金会接受的来自工业界的赞助经费高达 90%。随后,美国疼痛基金会突然宣布由于遭遇无法挽回的财政危机而关闭。

美国每年因阿片类药物过量而导致死亡的人数是多少呢?

根据美国疾病预防控制中心(CDC)提供的数据,2013 年与处方阿片类药物过量使用相关的死亡人数(不包括海洛因导致的死亡)有 16235 例。这与 2011 年的 16917 例相比,略有下降,但是仍略高于 2012 年的 16007 例。

2013 年,在 16235 例死亡病例中,只是涉及阿片类药物(不涉及如酒精或苯二氮䓬类药物等)的病例仅占 27%。实际上,2011 年,有 31%的阿片类药物相关死亡涉及苯二氮䓬类药物,这一比例远大于 1999 年的 13%。然而,仅仅是阿片类药物承受了公众大部分的指责。请注意,一旦阿片类药物受到指责,疼痛患者及为其诊治的医生也就受到了公众的指责。

根据美国疾病预防控制中心的数据,年龄在 45 岁至 54 岁的人摄入药物过量导致的死亡率是最高的。此外,男性比女性更容易死于阿片类药物使用过量。有鉴于女性患有更多的慢性疼痛,阿片类药物使用过量致死的性别差异正在逐渐缩小。

如何将阿片类药物与其他药物相关的死亡数据进行比较呢?

与其他药物相比,阿片类药物使用过量相关的死亡率反而较低。一般来说,阿片类药物使用过量诱发的死亡通常是突发性的,而酒精和烟草造成的死亡,通常是长期使用的结果。统计数据显示,每年有超过 48.1 万美国人死于吸烟,8.8 万人死于饮酒。有研究表明,每年有数千人(一说或多达 1.6 万人)因使用布洛芬等非甾体类抗炎药死亡。虽然对这些数据的准确性还存在争议,但每年有 3 万例患者因服用对乙酰氨基酚而住院治疗。

实际上,2012 年,美国罗切斯特大学的研究人员分析了毒理学调查联合会提供的注册数据后,在一份调查报告中指出,与阿片类镇痛药相比,与药物过量中毒有关的更可能是非阿片类镇痛药和精神药物。然而,对于这个发现,人们也是有争议的。总体来说,按照患病率从高到低,与药物中毒性使用过量有关的最常见的药物依次为镇静、催眠药及安眠药,非阿片类镇痛药,阿片类药物,抗抑郁药,兴奋剂,酒精。

每年有多少慢性疼痛患者死于自杀?

目前,我们尚不清楚确切的数字。但是,大致上来说,慢性疼痛患者的自杀风险是其他人的两倍,而其中患有严重慢性头痛的患者的风险是最高的。美国的统计数据显示,每年有3.4万美国人死于自杀。正如一份报告所说:"显而易见,在研究自杀的各种风险因素时,其中有许多因素与慢性疼痛有密切联系。"

酒精和烟草造成的死亡远大于阿片类药物
Photo by Mathew MacQuarrie on Unsplash

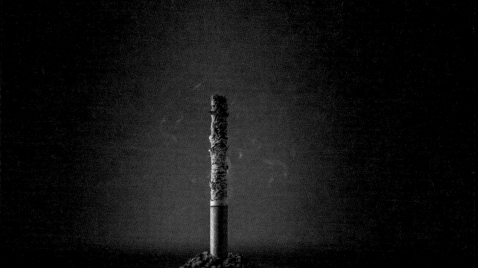

在美国，疼痛到底是治疗不足，还是治疗过度呢？

两种情况兼而有之。

医生们往往不会推荐关于缓解疼痛的非药物治疗手段，例如针灸、脊柱推拿疗法、按摩、冥想、催眠等。而且，保险公司经常无法赔付这类医疗费用。2014 年，美国国立卫生研究院研讨会的报告尖锐地指出，许多医生因为时间紧迫，而且缺乏疼痛管理知识，只是简单地写下含有阿片类药物的处方，来作为患者慢性疼痛处置的最快方法。

此外，对相对较小的手术来说，有些医生（如牙科医生）对

保险公司经常无法赔付针对疼痛的非药物治疗费用，例如按摩
Photo on Pexels

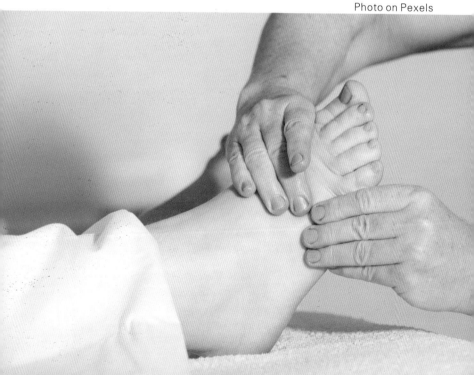

开出阿片类药物处方过于自由放任,并且医生提供的阿片类药物的剂量要大于缓解短期急性疼痛所需的剂量。

但是,纽约非营利组织五月天基金宣称,许多慢性疼痛患者的阿片类药物的处方剂量还是不足,包括患有持续性背痛、头痛、关节疼痛和癌症的患者。五月天基金的统计数据显示,少数族裔和贫穷人口疼痛的治疗不足的状况更加糟糕。

在美国一次全国性的调查中,研究人员从普通人群中随机挑选了 1204 人,并在一周内对他们进行调研。结果显示,其中有三分之一的人表示在过去的两周内,他们经历了中度到非常剧烈的疼痛。然而,只有 50% 的求医者表示他们的疼痛得到了有效缓解。

军人的疼痛控制得怎样? 到底是治疗不足,还是治疗过度呢?

上过战场的士兵的疼痛,是治疗不足引起的,还是治疗过度引起的? 或两者都存在,目前尚不十分明确。这是一个令人震惊的问题。2014 年的一份报告指出,一个先头部队中有 44% 的士兵患有慢性疼痛,有 15% 的士兵经常使用阿片类药物。

滥用处方阿片类药物的人到底是从哪里获得他们想要的药物的呢?

这就是"挪用"的问题。

大多数充斥街头的阿片类药物最初都来自合法的源头，而不是来自开出太多处方的"坏"医生。请注意，这与公众普遍的看法是相悖的。根据美国政府于 2012 年对全国药物使用和健康状况的调查结果，12 岁及以上的美国人在最近一次滥用阿片类药物时，获得阿片类药物的具体来源如下：54% 的人从朋友或亲戚那里免费获得了他们最近使用的阿片类药物；有 15% 的人从朋友或亲戚那里购买。换句话说，几乎有 70% 的人从朋友或亲戚那里"光明正大"地获得阿片类药物。此外，有 4% 的人从朋友或亲戚那里偷走了阿片类药物。20 名受试者中只有 1 名是从毒贩或其他陌生人那里获得了阿片类药物。而大约 18% 的人通过医生的处方获得了阿片类药物。

"滥用"、"成瘾"、"生理依赖性"、"耐受性"或类似术语的定义是什么？

一般来说，对于"滥用"、"成瘾"、"生理依赖性"、"耐受性"等术语，人们经常混淆不清，这也是引起疼痛和阿片类药物相关争议的主要原因之一。包括疼痛患者和医生在内的几乎所有人，都容易混淆这些名词术语。

2010 年，由 25 名顶级疼痛专家组成的一个小组在报告中指出，普通大众和许多专业医疗人员总是对阿片类药物成瘾的风险夸大其词，或者无法正确区分成瘾与生理依赖性或耐受性。尤其重要的是，生理依赖是一种可预期的、机体对长期服用阿片类药物产生的正常反应。另一方面，成瘾、滥用和误用都将引起机体的不正常的状态，尽管有一些专家认为将生理依赖性和成瘾区分开来是很困难的。

澳大利亚的研究人员试图解决这个问题。2015年,他们在一项研究中调查了1422名患慢性疼痛10年并且服用阿片类药物4年的中年人。结果发现,不同的学术团体对这些名词术语的定义存在很大的差异。例如,由美国精神病学会(American Psychiatric Association)出版的《精神障碍诊断与统计手册》第五版(DSM-5)所采用的定义和由世界卫生组织出版的《疾病和有关健康问题的国际统计分类》第十版(ICD-10)所采用的定义存在很大的不同,其中仅有部分定义是一致的。如果采用DSM-5的定义或标准,阿片类药物使用障碍的相关评估数据值可能更高。DSM-5还扩展了阿片类药物用于治疗相关疾病的一些诊断标准,并废除了阿片类药物引起"生理依赖性"和其他问题之间的区别。以下是我们对这些定义的粗略的描述。

药物错用是指任何药物以不同于特定的或处方规定的方式使用。药物滥用是指任何药物在非法或有害于使用者或他人的情况之下使用。滥用也可以定义为一种用于非医疗目的的自我用药,比如为了获得兴奋感。注意,真正的疼痛患者和非疼痛患者都有可能是药物滥用者。

药物成瘾是一种原发性的、慢性的神经系统疾病,其临床特征是无法控制地、强迫性地、持续性地使用药物。尽管其身体受到伤害,成瘾患者仍渴望使用药物。2011年,美国成瘾医学协会发布了一个新的定义并重申,成瘾是一种涉及脑的奖赏回路的慢性疾病,是指脑的奖赏、动机、记忆和相关神经通路异常的一种慢性疾病。成瘾患者的特征包括:①不能持续地戒除对药物的依赖;②行为和欲望的控制能力下降;③对与个人行为和人际关系相关的重要问题的认知能力降低;④情绪反应的功能严重失调。正如美国成瘾医学协会指出的,成瘾通常包括复发和缓解的疾病周期,就像其他慢性疾病一样。一旦成瘾患者没有积极治疗或参与康复活动,成瘾性疾病会逐渐加重,那么最终会导致患者出现功能障碍或过早地死亡。

相比之下,药物的生理依赖是机体一种可预期的、正常的适应性反应。如果患者突然停药、药物剂量快速减少、血药浓度降低或者服用拮抗剂或阻滞剂(如纳洛酮)等,患者就会表现出戒断综合征。换句话说,如果阿片类药物突然停止或者被阻断,那么戒断症状就会出现,可能包括流感样症状、发汗、肌肉疼痛、关节疼痛、胃痉挛、心率加快、起鸡皮疙瘩、腹泻和易怒等。在某些情况之下,戒断症状可能会延长。

药物耐受是一种机体的适应状态,也就是说,药物的药理效果随着时间的推移逐渐减弱,从而促使患者使用更多的药物来控制疼痛。注意,耐受并不是长期使用阿片类药物治疗的必然结果。药物相关的异常行为是指涉及药物滥用、成瘾性疾病或者两者兼有的行为,例如销售处方药、伪造处方、偷窃或从他人处挪用药物、注射口服制剂、从非医学来源获得处方药物、处方多次"遗失"、从不同的医生那里重复寻求处方(戏称为doctor shopping,即医生购买)、在工作单位或家庭的日常功能恶化、一再拒绝寻求帮助(尽管患者存在明显的生理或心理问题)等。

最近,一个对长期阿片类药物处方持悲观态度的名为PROP的医师协作组,指出那些试图在概念上和临床上将阿片类药物依赖与阿片成瘾区分开来的尝试,可能会构成一种"没有区别"的区别。2012 年,PROP 与公民健康研究小组合作签署了一份申请书,向美国食品药品管理局申请,要求改变绝大多数阿片类镇痛药的标签。

在申请书中,两个团队均对如下情况表示担忧:阿片类药物处方的增加,许多疼痛患者尽管使用阿片类药物治疗但仍然遭受慢性疼痛的事实,以及受到阿片类药物成瘾的威胁等。第二天,数名国会议员公开表示认可这份申请书。

2013 年,美国食品药品管理局宣布对缓释和长效阿片类药物的标签进行变更。该机构声称,在没有其他治疗方法供选择的情况下,这些药物被注明可用于需要全天候、长期阿片类药物治疗的疼痛管理。但是该机构补充道,替代疗法(如使用非阿片类镇痛药或快速释放的阿片类药物)对一些患者无效或者不能充分缓解疼痛,又或者一些患者对替代疗法使用的药物不耐受,那么应该为这些患者提供以上药物。

阿片类药物成瘾的风险因素是什么?

目前,这一风险还很难确定。不同机构的估算差异很大,人们达成的共识在 10% 左右。例如,根据美国国家药物滥用研究所的估计,这一数值在 3% 到 26% 之间。但该机构强调,截至目前,还没有关于长期使用阿片类药物的风险的可靠数据。另外,美国国家药物滥用研究所援引的一些研究表明,就疼痛患者而言,阿片类药物成瘾的风险为 $0.7\% \sim 6.1\%$。该机构如果援引基于疼痛诊所的其他报告来估计这一数值的话,为 $2\% \sim 14\%$。

整体来说,根据 2014 年美国国立卫生研究院关于阿片类药物和疼痛的研讨会的报告,使用阿片类药物治疗慢性疼痛的患者,只有相当小的一部分会成瘾。

2015 年,阿尔伯克基和西雅图的研究人员对 38 项研究进行了系统性综述,发现在非癌症起因的慢性疼痛患者中,"有问题的"使用阿片类药物的比例从不到 1％到 81％不等。注意,他们将"错用"定义为使用药物违反了使用说明或处方规定,不论是否存在有害或不利影响;将"滥用"定义为故意使用阿片类药物以达到非医疗目的,比如产生"兴奋感"或改变人的意识状态;将"成瘾"定义为一种有经验的或有潜在危害的持续使用模式(例如,不受控制地、强迫性地、尽管有危害仍持续地、极度渴望使用药物)。"有问题的"使用阿片类药物比例的差异部分是由于人们对滥用、误用和其他术语的定义不同。

该研究小组还发现,药物错用的平均比例在 21％到 29％之间,药物成瘾的平均比例在 8％到 12％之间。但是,真正要把药物的错用、滥用、依赖和成瘾区分开来,是很困难的。

此外,意大利研究人员对纳入 88235 人的 17 项研究进行了系统性综述,他们报告的药物成瘾比例从 0％至 24％不等,并得出结论,阿片类止痛药与成瘾的主要风险因素并无关联。

还有其他的研究人员将成瘾的风险定在 3.2％到 18.9％之间。2008 年,研究人员对使用阿片类药物的数千名慢性疼痛患者进行了 67 项研究,结果显示阿片类药物滥用或成瘾的风险仅为 3.27％。尽管这似乎是相对较低的比例,但当人口基数较庞大时,也意味着在绝对数量上是很多人。在以前和现在没有药物滥用或成瘾问题的患者中,这个比例甚至更低,仅为 0.19%。

2010 年,由 25 名顶尖疼痛专家组成的研究小组也进行了研究,结果发现如果一个人没有药物滥用的病史,那么他成瘾的风险在 3% 到 5% 之间,甚至可能更低。2010 年,国际考克兰协作组织收集了来自 26 项研究的 4893 名患者的数据进行荟萃分析。结果发现,患者由于服用阿片类药物出现成瘾迹象的比例仅为 0.27%。注意,该荟萃分析所纳入的患者,从一开始他们药物成瘾或滥用的风险就相对较低。

事实上,对那些没有药物成瘾史的慢性疼痛患者来说,他们非但没有主动寻求阿片类药物或不断增加阿片类药物的剂量,反而倾向于自我用药不足,换句话说,他们会经常停止或减少服用阿片类药物。

话虽如此,但阿片类药物成瘾经常被漏诊往往也是事实。究其原因,主要是大多数能够开阿片类止痛药处方的医生,在筛查和治疗药物成瘾方面很少或根本没有接受过专业的培训。

但是,对阿片类药物成瘾进行筛查也不是不可能做到的。例如,在 2007 年的一项研究中,哈佛医学院的研究人员对 228 名慢性疼痛患者进行了调查研究,并向患者发放了一系列调查问卷,旨在鉴定他们患精神疾病和药物滥用的可能性。研究人员采用的调查问卷包括疼痛患者筛查、阿片类药物评估等内容。调查问卷确实鉴定出了药物错用的高风险人群。结果表明,如果这些人患有慢性疼痛,那么他们服用阿片类药物的情况应该受到更密切的监控。

但是,注意,这里有一个重要的警告。在哈佛大学的另一项研究中,研究人员发现患有慢性疼痛的患者有更高的药物滥用风险,原因在于他们的疼痛可能更严重。换句话说,阿片类药物错用的最佳预测指标可能是患者遭受疼痛的程度,而不是其精神病史。然而,其他研究显示,个人药物滥用史才是其未来是否出现药物滥用的最佳预测指标。

阿片类药物成瘾的风险是否有遗传因素?

是的,人们一般认为,有些人的药物成瘾存在遗传易感性,估计有 30 种不同的基因可能构成这种遗传风险。来自美国耶鲁大学医学院和康涅狄格大学的研究人员对 393 个家庭进行了研究,每个家庭中至少有一个家庭成员滥用阿片类药物。研究小组通过研究这些家庭成员的基因组 DNA,发现 17 号染色体上的两个位点与阿片类药物成瘾的风险在统计学上有密切的联系。

现在有帮助人们戒掉阿片类药物的方法吗?

有的,但戒掉阿片类药物是个很棘手的问题。在经常服用阿片类药物的人群中,他们的神经系统中的阿片受体已经习惯了被药物占据着,并且被药物占据的阿片受体"不喜欢"突然空缺,所以患者要想戒掉阿片类药物是非常困难的。

不难理解,许多疼痛患者觉得只要疼痛好了,就能立即摆脱阿片类止痛药。如果阿片类药物真的是问题所在,那么为什么不在疼痛消失后,尽快设法清除体内所有有害的阿片类药物,然后继续我们的生活呢？有时候,答案通常就是这么简单。每年有数以千万计的人服用阿片类药物,并且停止服药后没有出现任何健康问题。通常,慢性疼痛患者随着控制疼痛的自身需求逐渐减少,他们也会逐渐减少阿片类药物的剂量。对术后几周服用阿片类药物的人来说,尤其如此。

对确实有阿片类药物戒断症状的人来说,他们通过服用其他药物来缓解这些症状是合理的,也是明智的。当然,考虑服用更多的药物来对抗最初的药物的影响,乍一听,这种做法可能有点疯狂。但是,如果服用的药物合适,那么这可以是一种安全的、暂时的修复疗法,能够设法让身体的生化反应恢复正常。

降压药可乐定(clonidine)也是一种可以缓解阿片类药物戒断引起的躁动症状的药物。通常,在阿片类药物戒断过程中,人们的身体过多分泌应激激素(包括肾上腺素和去甲肾上腺素),从而引发紧张情绪。可乐定可以阻止肾上腺素和去甲肾上腺素的过量产生,从而缓解紧张情绪。另一种选择是镇静性抗抑郁药,如曲唑酮。它有减缓心率的作用,并能缓解戒断引发的焦虑和不安。如果阿片类药物戒断引起强烈的焦虑症状,那么苯二氮䓬类药物如劳拉西泮也可能有所帮助。注意,生理依赖和成瘾也是劳拉西泮的一个潜在问题,但其程度要低于其他一些药物。此外,止吐药也可以用来缓解阿片类药物戒断引起的恶心和呕吐,止泻剂可以用来治疗阿片类药物戒断引起的腹泻,奎宁可以用来缓解阿片类药物戒断引起的骨骼肌痉挛。

假使某人既是疼痛患者又是成瘾者，又将如何治疗呢？

美沙酮是可供选择的一种药物。美沙酮是一种阿片类药物替代品，可以同时作为止痛药和维持药物来用。美沙酮能与阿片受体结合，从而减少戒断症状和对其他阿片类药物的渴望，同时还能缓解疼痛。患者每天服用一次美沙酮就可以避免戒断症状，而不是每 3～6 个小时就需要服用一次阿片类药物。

如果美沙酮主要用于控制疼痛，而不是控制成瘾，那么通常每天需要服用 2～3 次。如果需要的话，可以服用几年之久。美沙酮的另一个好处是可以口服而不是注射。

对已经对阿片类药物成瘾的疼痛患者来说，一种可能更好但更昂贵的选择是丁丙诺啡。丁丙诺啡也是一种阿片类药物，但与阿片受体结合的强度不如其他阿片类药物。丁丙诺啡以 Suboxone 和 Subutex 这两个商品名出售。Subutex 含有纯的丁丙诺啡，Suboxone 则是添加了阿片受体拮抗剂纳洛酮的复方丁丙诺啡。

通常，患者可以到医生办公室，待医生开具丁丙诺啡的处方后，把药带回家服用。事实上，根据 2000 年美国《药物滥用治疗法案》的规定，Suboxone 和 Subutex 是第一批可以由医生在办公室开出的麻醉药品，用于治疗阿片类药物依赖患者。这一改变使得更多的患者有机会获得药物治疗。

相比之下，美沙酮只能在少数专门治疗成瘾患者的诊所里使用。截至目前，还没有足够多的成瘾治疗中心来满足所有患者就诊的需求。

丁丙诺啡是如何起效的呢?

当阿片类药物与其受体结合时,受体(本质上是一种蛋白质)就会改变其"物理形状"[①],从而引发细胞内部一连串的化学级联反应,最终缓解疼痛。但是,阿片类药物化学结构的微小改变,就能在一定程度上改变其与受体结合的强度。例如,吗啡能很好地与阿片受体结合,或者更确切的说法是,阿片受体对吗啡有很高的亲和性。

丁丙诺啡也可以与阿片受体结合,但并不完全占据它。在理论上,丁丙诺啡与阿片受体结合的强度,刚好可以消除戒断症状,还可以在一定程度上减轻疼痛。通常情况下,对同时患有慢性疼痛和成瘾的人来说,接受过疼痛和成瘾医学训练的医生会交替使用常规的阿片类药物和丁丙诺啡。这是一种复杂的治疗方案,需要缓慢减小标准阿片类药物的剂量,并逐步增加丁丙诺啡的剂量。

与其他阿片类药物不同,丁丙诺啡似乎不会产生药物过量中毒的风险,也似乎不太可能产生呼吸抑制和药物耐受(药物耐受意味着一个人需要越来越多的药物来达到预期的效果)等副作用。丁丙诺啡和纳洛酮的复合制剂具有内在的抗药物滥用的特性。一旦有人试图碾碎药片,将粉末与水混合以用于注射,以此来获得兴奋感,那么纳洛酮就会发挥作用来抑制丁丙

[①] 专业术语为"构象"。——译者注

诺啡的效果,从而引发戒断。

2011 年,麦克莱恩医院和哈佛医学院的研究人员首次在美国 10 个地点进行了大规模随机临床试验,对象是 653 名阿片类药物依赖患者。有近 50％的人同时患有慢性疼痛。研究人员测试了不同的 Suboxone 服用时间和向医生咨询次数的治疗有效性。短期用 Suboxone 治疗几乎对阿片类药物依赖患者没有什么效果。患者随机接受了 2 周的治疗然后进行 2 周的洗脱后,只有 7％的患者能够戒断并远离处方阿片类药物。在服用 Suboxone 12 周并随后进行为期 4 周洗脱的患者,近一半(49％)成功地停止使用处方阿片类药物。向医生咨询次数对研究结果没有什么影响。

然而,一旦停止使用 Suboxone,阿片类药物依赖的复发概率就会很高。这真是一个坏消息!

丁丙诺啡也可以通过舌下、经皮(通过皮肤上的贴片)和植入身体来用药。加利福尼亚大学洛杉矶分校的研究人员,对从成瘾中心招募的阿片类药物依赖患者(由美国 18 家医疗中心的医生招募)进行了研究。他们随机将患者分配到丁丙诺啡组或安慰剂组。注意:该研究不涉及需要使用阿片类药物进行治疗的慢性疼痛。所有患者均随访 6 个月,并在此期间定期收集尿液样本。结果发现,丁丙诺啡组患者的尿液样本比安慰剂组"干净"得多。这一结果令人印象深刻。这意味着患者在整个研究过程中没有服用过违禁药物。此外,丁丙诺啡组的患者只有较少的戒断症状和对药物的渴望。

可植入的丁丙诺啡还有一个额外的优点,一旦植入皮肤下,它就不能被随意改变。因此,与丁丙诺啡的口服制剂相比,它更不容易被滥用。一项对 1160 名慢性背痛患者进行的透皮丁丙诺啡的研究,也得到了鼓舞人心的结果。不好的一方面是,患者服用丁丙诺啡会恶心、呕吐、便秘、头痛、腿部肿胀和失眠。另外,丁丙诺啡也与滥用和死亡有关。

还有什么其他药物可以治疗阿片类药物依赖和成瘾吗?

是有的。2010 年,美国食品药品管理局批准了一种缓释形式的纳曲酮(商品名为 Vivitrol)。注意,纳曲酮通过阻断阿片受体来发挥作用,但它本身并不属于阿片类药物。

除了成瘾,使用阿片类药物还有什么其他副作用吗?

阿片类药物还有很多其他副作用,包括阿片类药物引起的痛觉过敏、跌倒和骨折、心脏问题、免疫抑制和激素水平改变、药物过量而中毒。

尤其是对老年人来说,跌倒及其引起的髋部或骨盆的骨折是最容易被人们忽视的风险之一。在一项针对使用阿片类药物治疗非癌性疼痛的 2341 名患者的研究中,服用阿片类药物的患者发生骨折的风险,是不服用阿片类药物的患者的 2 倍。在服用高剂量阿片类药物(每天 50 毫克或更多)的人群中,每年发生骨折的概率高达 10%。乍一听,阿片类药物引发骨折的风险与药物过量或成瘾比起来,似乎是微不足道的。但是,事实并非如此。请注意,50 岁以上的人在髋部骨折后的第一年死亡的风险就高达 24%。

此外，长期服用阿片类药物的可能副作用，还包括对免疫功能的抑制和引起男性睾酮水平的降低。事实上，如果男性每天服用阿片类药物的时间越长，那么他患上性腺功能减退症（睾酮分泌的减少）的可能性就越大。如果女性长期服用阿片类药物，也可能导致月经失调。阿片类药物会加剧抑郁症。阿片类药物还会导致严重的便秘，例如粪便嵌塞等。长期使用阿片类药物还可能降低患者的认知功能。

在与阿片类药物相关的所有风险中，最可怕的是因过量服用阿片类药物而中毒。将阿片类药物用于非医疗目的的街头滥用者和慢性疼痛患者都可能因过量服用阿片类药物而中毒，这其中涉及故意的和意外的、致命的和非致命的过量服用阿片类药物。实际上，阿片类药物过量更多地发生在药物滥用者身上。

2010 年，阿片风险和趋势研究联盟的科学家研究了 1997 年至 2005 年多次接受阿片类药物处方来治疗背痛和骨关节炎的 9940 位患者。不出所料，结果发现，与低剂量阿片类药物组相比，服用最高剂量的阿片类药物的患者更有可能发生因过量服用而中毒的问题。

但是，服用中低剂量药物的绝对人数确实太多了，所以大多数阿片类药物过量中毒的病例，实际上是发生在服用中低剂量阿片类药物的人群中。对每天服用低于 20 毫克阿片类药物的人来说，每年药物过量的风险只有 0.2％。对那些每天摄入 50～99 毫克的人来说，这个比例更高一些，为 0.7％。对那些每天摄入超过 100 毫克的人来说，这个比例为 1.8％，这个数字就有点令人担忧了。尽管如此，在整个研究样本中，药物过量中毒的总共仅为 51 例。谢天谢地。并不是所有药物过量中毒对患者都是致命的。例如,这项研究中的 51 例发生阿片类药物过量的病例中,仅有 6 例死亡。

2011 年发表在《美国医学会杂志》上的一项最新研究结果表明,接受阿片类药物治疗的患者,由于过量服用药物导致的意外死亡的风险是相当低的,仅为 0.04%。这有力地支持了阿片风险和趋势研究联盟的上述结论。但是,死亡风险是随着阿片类药物剂量的增加而逐渐增加的。这项研究调查了接受阿片类药物治疗的 154684 名疼痛患者,其中有 750 人因阿片类药物过量中毒而死亡。2011 年的另一项研究也同样发现,死亡风险是随着阿片类药物剂量的增加而逐渐增加的。那么显而易见,服用高剂量阿片类药物的疼痛患者就需要格外小心。请注意,不要服用超过医生处方剂量的阿片类药物,也不要自己随意增加阿片类药物的剂量。但是,一般说来,更可能发生阿片类药物过量中毒而死亡的是出于非医疗目的的药物滥用者,而不是疼痛患者。

1999 年至 2004 年,西弗吉尼亚州是全美药物滥用导致死亡人数增加幅度最大的一个州。在西弗吉尼亚州的一项研究中,研究人员调查了该州在一年内因过量服用药物而意外死亡的 295 人。这项研究的结果是发人深省的,有 2/3 的死亡病例涉及阿片类药物的"挪用"。换句话说,就是他们"挪用"了给其他人开的处方阿片类药物。大部分由于"挪用"阿片类药物而死亡的人都是 8 岁到 24 岁的年轻人。随着年龄的增长,过量服用"挪用"的阿片类药物而死亡的概率会逐渐下降。除了接收"挪用"的阿片类药物,年轻人也经常"挪用"阿片类药物给其他人。2011 年,马里兰大学的一项研究发现,在 192 名年龄在 21 岁至 26 岁之间的人中,有 1/4 的人承认他们把处方阿片类药物"挪用"给了其他人。

在所有过量服用阿片类药物致死的问题中,关于美沙酮的问题是最棘手的。美沙酮是在第二次世界大战期间,德国成功研制的一种合成阿片类药物,用来作为吗啡的替代品。美沙酮减轻疼痛的效果只能维持 4 个到 6 个小时,而在体内停留的时间长达 3 天,所以医生们就很难开出正确的美沙酮处方了。这就会导致疼痛患者在前一次服用的药物完全排出体外之前,继续服下一剂药物,从而导致过量服用药物而中毒。

纳洛酮是否降低了阿片类药物过量导致死亡的风险?

是的,并且这是非常重要的。

一个新兴的方法是为所有服用阿片类药物的疼痛患者提供纳洛酮,以备过量服用药物时使用。另一个方法就是不需要医生的处方就能购买到纳洛酮。纳洛酮一直是急诊室的备用药物。成瘾者由于阿片类药物过量中毒出现潜在致命的呼吸抑制问题,可以通过常规注射纳洛酮来进行有效缓解。无论是纳洛酮注射剂还是鼻喷剂,都能迅速解除阿片类药物与阿片受体的结合,从而在瞬间引发强烈的戒断症状,但同时也能恢复患者的呼吸功能,从而挽救患者的生命。尤其重要的是,纳洛酮几乎不存在药物滥用的可能性,并且具有良好的药物安全性。

在北卡罗来纳州威尔克斯县,一个名为"拉撒路计划"的基于社区的项目中,免费的纳洛酮鼻腔给药一直是成功挽救过量服用阿片类药物患者的关键措施。2011 年发表在《疼痛医学》杂志的初步数据显示,尽管最初威尔克斯县是全美过量服用阿片类药物致死发生率最高的地区之一,但是由于"拉撒路计划"的实施,阿片类药物过量中毒致死的发生率已经从 2009 年的每 10 万人中 46.6 例降低到 2010 年的每 10 万人中 29 例。"拉撒路计划"涵盖药物成瘾者和疼痛患者。类似项目在其他地方也取得了令人印象深刻的成果。

在国家层面,2012 年 2 月,美国疾病预防控制中心宣布,自 1996 年以来,使用纳洛酮的社区项目已经成功挽救了 10171 位过量服用阿片类药物患者的生命。截至 2010 年 10 月,美国至少有 188 个此类正在开展的项目。

但是,纳洛酮"拯救"方案有一个明显的缺陷,就是为了防止因过量服用阿片类药物而中毒的人死亡,必须有其他人在场,例如朋友、亲戚或急诊医疗人员。在场的人必须能够识别出谁是阿片类药物过量中毒的人,并且知道正确使用纳洛酮的方法。

何谓 Zohydro?

长效 Zohydro[①] 的独特之处,在于它只含有纯粹的阿片类药物氢可酮。其他含氢可酮的药物,如维柯丁,则含有氢可酮和对乙酰氨基酚,后者也是泰诺的主要活性成分。看似很奇怪

---

① 一种含氢可酮的品牌药。——译者注

的是，由于对乙酰氨基酚会导致严重的肝脏毒性，因此对乙酰氨基酚成了限制阿片类药物剂量的因素。从这个意义上说，研发仅含有氢可酮的药物是向前迈出的重要一步。

但是话说回来，Zohydro 药物一直备受争议。美国食品药品管理局经过长时间的审查后，终于在 2013 年批准了 Zohydro 的使用。这一决定的批评者们抗议道，美国食品药品管理局在 Zohydro 药物具备抗篡改性之前，就批准了 Zohydro 的使用。这是不合适的。他们还反对在市场上再出现另一种阿片类药物。而这一决定的支持者们则对 Zohydro 这种药物赞美有加，称 Zohydro 是氢可酮复方制剂的一种更安全的替代品，可以有效避免对乙酰氨基酚引起的肝脏毒性等问题。

与许多媒体报道相反，Zohydro 并不比其他类似药物更强效。2015 年，Zohydro ER 被 Pernix Therapeutics Holdings, Inc.①的全资子公司收购。

何谓氢可酮？ 对氢可酮是如何归类的呢？

氢可酮是一种阿片类药物，可以单独服用，也可以与其他止痛药合并使用，例如维柯丁和洛塔布。2013 年，美国食品药品管理局建议将含有氢可酮的药物重新归入管制药品中一个独立的类别。这一举措本质上是对氢可酮实行更严苛的管制，从而让其更加难以获得。

---

① Pernix Therapeutics Holdings，Inc. 是一家专业制药公司，总部位于美国新泽西州。——译者注

2014 年,这一新规定正式实施。当时美国缉毒局(Drug Enforcement Administration,DEA)在《联邦公报》上公布了其最终的规定。这一变化使患者在返回医生那里取新处方前,可以获得的氢可酮的药物剂量受到了限制。这也意味着,患者必须亲自带处方到药房取药,而不允许医生给药房打电话来告知处方。这一规定的目的是使药物滥用者更难获得药物。但是,对患严重的慢性疼痛的患者和自身有功能障碍的患者来说,完全遵守这些规定很难。

在含有氢可酮的药品被归入Ⅲ类药物时,如果疼痛患者一年去看一次医生,就能获得包含 6 个月剂量的处方。然后,患者需要再打电话给医生要另一张处方来获取下 6 个月的药物,而这时医生可以打电话给药房并告知处方。

如今,在官方的正式条款中,规定将含有氢可酮的药物从Ⅲ类药物归入更受限制的Ⅱ类药物。含有氢可酮的药物被归到Ⅱ类药物,意味着疼痛患者一次只能获得 3 个月的氢可酮药物供应,而不是旧规定的 6 个月。然后,患者必须再次去看医生,并亲自凭新处方到药房取药。这样一来,患者就必须每 3 个月去看一次医生,而不是一年看一次医生。

与阿片类药物有关的其他法规政策的变化一样,这一修订也备受争议。

长期使用阿片类药物治疗疼痛是否安全有效呢?

不幸的是,可能没有人真正知道答案。部分原因是制药公司对安全性和有效性的大多数研究只能持续几个月,而不是持续一年或者更长时间。

2015 年,发表在《内科学年鉴》上的一篇研究报告,分析了来自主要数据库的随机和观察性研究的数据,并得出结论:"就长期使用阿片类药物治疗疼痛和改善功能的有效性而言,支持的证据是不充分的。而现有证据表明,长期使用阿片类药物会对身体造成剂量依赖性等严重危害。"

2014 年 9 月,研究人员在美国国立卫生研究院召开的关于慢性疼痛和阿片类药物的主题研讨会上发表了一份报告。结果发现,大多数慢性疼痛患者都遵照给他们的处方规定,获得了足够好的止痛效果,并且生活质量也得到了改善。对合理地使用阿片类药物的数量巨大的疼痛患者群体来说,这的确是个好消息。但是,结果也发现,其他一些人则由于阿片类药物的治疗效果不佳或副作用太多而停止服药。此外,报告还指出,没有证据表明长期使用阿片类药物能够治疗慢性疼痛。

包括在加利福尼亚州西科维纳经营疼痛诊所的福里斯特·坦南特在内的一些研究人员确信,患者可以在很长一段时间内安全有效地使用阿片类药物。在 2010 年发表于《实用疼痛管理》的一篇文章中,福里斯特·坦南特回顾了自己和其他 3 位医生持续 10 年或更长时间用阿片类药物治疗 100 名非癌性疼痛患者的结果。然而,这些实践并非严格意义上的临床试验,纯粹就像"趣闻轶事"一样。无论如何,大多数患者的情况似乎都很好,近 50％的患者至少 3 年内没有增加阿片类药物的剂量。此外,有充分的证据表明,对长期使用阿片类药物治疗"爆发痛"的患者来说,口腔内施加芬太尼(通过口腔吸收的阿片类药物)或鼻腔内施加芬太尼(通过鼻腔吸收的阿片类药物)比口服阿片类药物的止痛效果更好。这些研究都仅局限于非常短期的止痛效果。

也有评估长期使用阿片类药物的有效性的其他研究,但结果令人沮丧。

有这样一个例子,宾夕法尼亚州的研究人员对 17 项纳入服用阿片类药物超过 6 个月的 3079 名非癌症患者的研究进行了系统分析。结果发现,许多患者由于对阿片类药物产生的副作用或无法有效缓解疼痛感到不满意,而退出了研究。退出研究的患者中,有 1/3 的患者无法耐受口服阿片类药物产生的诸如恶心、便秘和胃部不适等副作用,还有 12% 的患者没有通过口服阿片类药物获得益处。如果患者能够持续服用阿片类药物,那么这些药物确实能够减轻他们的疼痛。宾夕法尼亚州的研究人员对 26 项纳入长期服用阿片类药物的患者的研究进行了另一项调查。他们再次发现,患者中途退出该研究的比例很高,主要是由于患者不能耐受阿片类药物的副作用,或者阿片类药物无法充分缓解患者的疼痛。

在另一项调查研究中,中途退出研究的患者比例也很高。结果显示,有 45% 的口服阿片类药物的患者退出,有 25% 的透皮(皮肤)贴片的患者退出,有 17% 的鞘内注射阿片类药物(注入脊髓周围的区域)的患者退出。

丹麦是世界上处方阿片类药物人均使用量最多的国家。丹麦的研究人员将服用阿片类药物的慢性非癌性疼痛的患者与未服用阿片类药物的患者进行了比较。结果显示,实际上,与不服用阿片类药物的患者相比,服用阿片类药物的患者的疼痛反而更严重,健康状况更差,生活质量也更差。

此外,美国神经病学学会(American Academy of Neurology)也对长期使用阿片类药物的效果持悲观态度。该学会认为,虽然有证据表明阿片类药物对缓解短期的急性疼痛有效果,但对缓解持续性疼痛的效果如何尚不明确。

阿片类药物事实上反而会增加疼痛吗?

是的。

阿片类药物引起的痛觉过敏是一种令人匪夷所思的现象。这意味着患者服用阿片类药物反而会增加疼痛。在某些人身上,阿片类药物似乎会激惹神经系统,而不是让它平静下来。阿片类药物可能通过作用于胶质细胞上的 TLR4 受体[①],进而加重疼痛。

为什么会发生这种情况? 截至目前,原因尚不清楚。但是,如果疼痛患者因服用阿片类药物而抱怨疼痛增加,那么这种阿片类药物引起的痛觉过敏就会使疼痛治疗更加困难。对医生来说,看似明显的解决方案是不是增加阿片类药物的剂量呢? 错! 增加阿片类药物的剂量的做法是不可取的。

一般来说,反而是降低阿片类药物的剂量可能会有所帮助。"阿片类药物轮替"是指交替使用不同的阿片类药物。这

---

① TLR4 即 Toll 样受体 4,是一种先天免疫受体,主要功能是识别细菌脂多糖,从而诱发免疫反应。近来的研究发现,阿片类药物可以通过 TLR4 受体促发神经炎症,从而加重疼痛。——译者注

可能也会有帮助。阿片类药物的轮替,其具体做法是以等效镇痛表格为指导,来降低一种阿片类药物的剂量,同时提高另一种阿片类药物的剂量。不幸的是,许多医生并不知道如何使用这些表格,而有些表格本身的设计就有缺陷。

阿片类药物治疗疼痛的实际效果如何呢?

在很大程度上,阿片类药物的疗效是因人而异的。但总的来说,患者使用阿片类药物能缓解 30% 到 40% 的疼痛。换句话说,通常,阿片类药物并不能完全消除疼痛,但它的确可以帮助一些患者恢复机体功能并提高生活质量,尤其是阿片类药物与非药物治疗相结合使用的时候。

阿片类药物对不同类型的疼痛是同样有效的吗?

目前并不清楚,而这增加了疼痛管理的复杂性。美国国立卫生研究院 2014 年的一份报告指出,阿片类药物可能对缓解外伤、类风湿性关节炎或癌症等导致的疼痛比对其他类型的疼痛效果更好些。另一方面,阿片类药物对患有中枢疼痛综合征的患者(包括肌纤维疼痛综合征、肠易激综合征、颞下颌关节紊乱综合征和紧张性头痛的患者)的疗效,可能不如中枢作用的药物(如抗抑郁药和抗惊厥药)的镇痛效果好。例如,尽管人们曾经认为阿片类药物缓解神经性疼痛的疗效不好,但最近的研究表明,阿片类药物缓解神经性疼痛和非神经性疼痛的疗效可能是类似的。然而,遗憾的是,医生们对于使用哪种阿片类药物和如何确定它们的剂量等问题,还是经常难以确定。

对临终患者而言，阿片类药物的使用是否适当？

阿片类药物可以减轻患者临终时的疼痛，但是它们往往没有被医生充分地利用，特别是在发展中国家。显而易见，在患者临终时，医生也就无暇顾及药物成瘾、依赖、滥用、错用、耐受或药物的副作用等诸多问题了。

在美国，连同登记在册的参与临终关怀和姑息治疗项目的患者在内，患者临终时的疼痛也是司空见惯的。事实上，美国医学研究所的一份报告表明，有 1/3 的患者在临终前接受最后一次临终关怀时，仍然感到疼痛难忍。最近，美国得克萨斯大学安德森癌症中心进行了一项研究，也发现了大致相同的情况：有 1/3 的癌症患者和癌症幸存者的疼痛未经治疗或治疗不足。当然，这种情况比 18 年前要好，当时得克萨斯州的研究人员发现，42％的癌症患者的疼痛没有得到充分治疗。

医生能够学会开低剂量、低风险的阿片类药物处方吗？

是能够的。在西雅图的一项研究中，健康研究所的医生们成功地接受了培训，并且能够开出较低剂量的、可长期使用的阿片类药物处方。该研究还得出结论：尚无证据表明长期使用高剂量的阿片类药物对缓解疼痛更为有效。

阿片类药物协议有助于降低阿片类药物的相关风险吗?

如今,越来越多的医生要求疼痛患者签署一份协议,其中详细说明了服用阿片类药物的剂量、错用药物的风险、相关副作用的体征,以及药物带来的潜在改善等。但是,目前没有数据表明这种协议有任何好处。另一方面,只有患者就诊于其常规医生以外的医生,这种协议才可能会有所帮助。

对患者来说,签署这种协议可能是一种侮辱和污蔑。毕竟,没有医生会让患有其他疾病的人签署这样一份类似的协议。另一方面,这些协议可能是很好的教育材料,可以更好地让患者了解阿片类药物的风险和益处。而且,这些协议能够提醒患者不要过早地补充处方药物,不要自己随意增加药物的剂量,在服用药物时不要饮酒。这样来看的话,这种协议也并没有什么坏处。但是,签署这种协议可能会破坏患者和医生之间的相互信任的医患关系。因为协议中的有些条款可能是冒犯性的。比如说,有些协议规定患者"必须准时来我这里看病",或者"必须服从我和我的员工"。

此外,让患者签署这种协议也可能丧失了它的本意。这种协议将人们关注的焦点从"帮助疼痛患者"转移到"降低医生受到监管机构处罚的风险"。注意,签署这种协议并非是为了解决疼痛的临床问题。这种协议强化了这样一个假设,即每一个疼痛患者都可能是一个潜在的"罪犯",所以反而涉及阿片类药物滥用的社会问题。

尿检能降低阿片类药物的相关风险吗？

另一个有争议的方法是尿检，尽管它是偶然为之的。美国疾病预防控制中心建议，任何年龄在 65 岁以下的非癌性疼痛患者，只要服用阿片类药物超过 6 周，都需要进行这种测试。有些医生建议患者在开始服用阿片类药物之前，先进行尿检。在某些情况之下，尿检可以用来检查患者是否服用了非法药物，或者有没有正确服用处方药物。

但是，还存在一些问题。例如，尿检是否产生了有临床意义的结果？它过分侮辱患者了吗？它真正保护的是什么人？除了尿检公司，什么人会真正受益？当患者可以在互联网上买到看似"干净"①的尿液时，尿检结果到底有多可靠呢？

无论是否是故意的，许多人并没有严格遵照医嘱来服药。现在只有这件事是清楚的。一家检测公司对全美 7.6 万例涉及处方药的患者的尿检情况进行了调查分析，结果表明，63％的患者服用药物的方式与医嘱并不一致，包括药物剂量不足和联合用药。

最后，一些尿检的方法也有内在的有效性问题，部分原因是某些药物代谢的速度比其他药物要快得多。因此，尿检的结果可能仅显示患者在短时间内药物使用或滥用的情况，而不能显示患者在较长时间内的药物使用情况。

---

① 指不含有违禁药物。——译者注

处方监控程序是否降低了阿片类药物滥用的风险?

是的,而且逐步积累的证据正在使这一回答变得更加肯定。但是,另一方面,这些程序也可能会使疼痛患者得不到所需的阿片类止痛药,他们对此忧心忡忡。

处方监控程序提供了一种方法来追踪阿片类药物的临床应用和药房对此类药物的分发情况。这么做的目标是减少"医生购买"(doctor shopping)、"药房购买"(pharmacy shopping),以及患者可能使用的其他欺骗程序的方式。

但是,这种监控程序可能会引起人们对侵犯患者隐私问题的关切,尽管执法人员通常必须证明他们有充分的理由查阅相关信息。处方监控程序只能解决由于处方关系而出现的药物"挪用"问题,而不能解决从家人、朋友处获得或从药柜偷窃药物的问题,而后者才是主要的问题所在。

即便有数据表明阿片类药物的处方数量正在逐渐下降,就该如何解释这一结果而言,人们通常很难知道答案。有一种可能的解释是:医生们越来越害怕为合法使用阿片类药物的疼痛患者开出阿片类止痛药处方,取而代之的是,他们可能会开出疗效较差的处方药物。

2006年,美国司法部的研究人员对处方监控程序的相关数据进行了调研,得出结论称,当处方医师和药剂师通过处方监控程序实现数据共享时,"医生购买"行为减少了10%,处方药的滥用也减少了。

2010 年,波士顿地区开展的一项研究中,研究人员对 1996 年至 2006 年马萨诸塞州 11 年的处方监控程序的相关数据进行了回顾性研究。他们发现,只有当人们使用 4 种或 4 种以上的处方或从 4 家或 4 家以上的药店购买管控药物时,才会有可疑行为的迹象。

2011 年,美国疾病预防控制中心对 1999 年至 2005 年美国各地的处方监控程序进行了一项评估。评估结果显示,处方监控程序与较低的药物过量率、阿片类药物过量死亡率和较低的阿片类药物消耗率没有显著相关性。另一方面,2012 年的一项研究对两个药物滥用监控数据库的信息进行了分析,得到了很好的结果。

2015 年,研究人员在《阿片类药物管理杂志》上撰文提出,处方监控程序可能对社会是有用的,但不应成为医生在作出临床决策时的唯一依赖。

就疼痛患者而言,限制阿片类药物处方的措施对他们有影响吗?

目前尚不清楚。但如果是这样的话,那肯定是疼痛患者"最害怕的事"。2014 年,美国缉毒局将氢可酮从 III 类药物调整为 II 类药物,这意味着政府认为这种药物比之前认为的更加危险。

这一新规定的实施有效地限制了患者在每次就诊期间阿片类药物的最大获取量。如前所述,患者现在为了更新手写处方,必须亲自从医生或其他有权提供处方的人那里获得处方。

但是,2015年,一项对疼痛患者进行的调查研究显示,在最初72小时收集的3000份调查表中,有2/3的受访者无法获得含有氢可酮的药物,即便他们已经安全服用了这些药物多年。2015年,美国疼痛医学会在会议上公布了由工业界赞助的一项研究的成果,成果显示超过1/4的受访者由于医生拒绝为他们开具氢可酮的处方而出现过自杀的念头。但是,就如此高的比例而言,也有这样一种可能的解释,即可能受影响最大的患者,也是最有可能对此类调查作出回应的人。

婴儿是否受到处方阿片类药物滥用的影响呢?

是的。

由于孕妇滥用阿片类药物,她们的孩子(新生儿)也会受到阿片类药物滥用的影响。2012年,《美国医学会杂志》发布的一项研究结果显示,在18岁以下未成年孕妇中,有16.2%使用过非法药物,在18~25岁的孕妇中有7.4%使用过非法药物。结果导致越来越多的婴儿出现新生儿戒断综合征或药物戒断反应。实际上,2000年至2009年,美国新生儿戒断综合征的发病率从1.2‰增长到3.39‰,并且相关的医疗费用也随之暴涨。在2013年的关于药物标签的规定条款中,美国食品药品管理局要求缓释和长效阿片类药物必须附有警告标识,即女性在怀孕期间使用阿片类药物可能会导致婴儿出现新生儿戒断综合征。

处方阿片类药物的滥用会导致海洛因的滥用吗？

人们并不完全清楚答案，但目前看起来似乎是这样。根据美国疾病预防控制中心的数据，近年来，美国海洛因过量中毒致死的人数逐年增加，2010 年共有 3036 例，2013 年共有 8257 例。其中，大多数死亡病例是男性。

2002 年到 2011 年，美国每年会进行一次药物使用与健康调查。结果发现，最近开始吸食海洛因的每 5 人当中有 4 人曾经把阿片类止痛药用于非医学用途。也就是说，他们使用阿片类止痛药的目的是获得兴奋感，而不是缓解疼痛。根据美国国家药物滥用研究所的说法，把阿片类止痛药用于非医学用途的人中有 1/15 的人在未来 10 年内会尝试吸食海洛因。关于合理使用阿片类止痛药的人（即出于医疗原因而服用阿片类止痛药）后来有多少人转而吸食海洛因的问题，目前没有相关统计数据。

2014 年，研究人员在美国国立卫生研究院研讨会公布的一份报告中指出，从历史上看，海洛因成瘾者吸食的第一种阿片样物质，最常见的就是海洛因本身。截至 2000 年，这种模式发生了戏剧性的变化：处方类阿片样物质成了海洛因最常见的入门药物。

可悲的是，奥施康定在一定程度上具有防止药物滥用的特点，似乎也刺激了吸食海洛因的流行。2015 年，一项研究结果显示，正如药物研发者所希望的那样，随着具有防止其滥用特点的奥施康定新配方的上市推广，奥施康定滥用的情况逐渐减少,正如设计者所希望的那样。但是,奥施康定成瘾者只是简单地不再使用奥施康定,取而代之的是吸食更便宜的海洛因。值得一提的是,吸食海洛因的社会问题也已经从分布在中心城市转变为一个地理分布上更广泛的问题,牵涉对象也已经从以少数族裔为主转变为以居住在大城市以外的 20 多岁的白种人男性和女性为主。

市面上有预防海洛因成瘾的疫苗吗?

目前还没有。

但是,研究人员正在研发此类疫苗。针对大鼠的初步实验的结果表明,一种原型"动态"疫苗也许可以阻止海洛因及其代谢物进入脑内。

目前,有没有新的生物技术来生产海洛因和阿片类止痛药?

目前还没有。

但是,研究人员正在研发这类技术。举个例子,研究人员通过模拟植物罂粟产生吗啡的生物途径,研发利用酵母菌生产吗啡的方法。这一研究如果成功,可能会使生产吗啡类药物变得像酿造啤酒一样简单。

美国是否存在阿片类药物滥用的流行病或疼痛的流行病,或两者兼而有之?

两者都有。

问题的关键在于,人们要在不损害真正需要阿片类药物来镇痛的疼痛患者的利益的情况之下,来解决阿片类药物滥用的问题。除此之外,在理想情况之下,这还将意味着:①医生和其他药物供应者需要了解更多的疼痛基础知识;②更好的成瘾治疗;③更多地使用纳洛酮来预防阿片类药物过量中毒致死;④制药公司进行更好的售后市场研究以获得更准确的阿片类药物滥用和错用的数据;⑤比使用阿片类药物更好的药物治疗方法;⑥更多的使用非药物疗法治疗疼痛且费用可以报销的医疗手段。

这也需要新闻媒体更加均衡地报道。处方阿片类药物滥用的报道常常占据新闻头条,而关于慢性疼痛患者治疗不足(包括使用阿片类药物在内)的报道几乎从未出现过。这一点是至关重要的。据报道,2014 年 9 月,美国国立卫生研究院组织召开了一场关于阿片类药物和慢性疼痛的研讨会,专家们批评了这种有失偏颇的宣传做法,认为主流媒体有失偏颇的报道对阿片危机起了推波助澜的作用。报告这样写道:

> 聚焦在阿片类药物滥用与阿片类药物过量中毒死亡案例的报道,可能会引发正在接受治疗的、病情稳定的某些患者的焦虑和恐惧,因为他们认为给他们服用的药物可能逐渐被减量或停药以"防止成瘾"。例如,专题讨论会的一个报告指出,关于阿片类药物的典型新闻报道,可能会排除关于合法使用阿片类药物治疗疼痛的信息,而将报道的重点放在药物过量、成瘾和相关犯罪活动上。

"药物作坊"①是指医生为伪装的疼痛患者(实际上是吸毒者)开具阿片类药物处方的行为。从历史上看,因为"药物作坊"的真正灾难性情况的发生,公众对慢性疼痛和阿片类药物滥用在相对紧急情况下形成的误解正在加深,尤其是在佛罗里达州。2011 年,美国缉毒局检查南佛罗里达时,关闭了那些被称为疼痛诊所的非法运营场所,因此登上了报纸的头条新闻。在 400 名执法人员的大规模突击检查行动中,包括 5 名医生在内的 20 人被捕。在随后的被称为"药物作坊国家Ⅱ"的行动中,美国缉毒局官员在奥兰多和坦帕逮捕了 22 人,其中包括 5 名医生和 2 名药剂师。

美国缉毒局的这些行动有充分的理由广受公众的好评。但是,美国缉毒局以及其他的联邦、州和地方执法者的过度热情,也让有些医生感到这些行动在合法行医的医生和真正的疼痛患者中产生了"寒蝉效应"②(chilling effect),医生们因此害怕为真正的疼痛患者开出阿片类药物处方。

正如 2014 年美国国立卫生研究院的研讨会得出的结论那样,事实上,人们现在面临的是慢性疼痛和阿片类药物滥用的双重问题。

美国阿片类药物滥用的流行有多严重?

情况很糟糕,但是可能已略有改善。

---

① 医生不在意患者是否真的需要某种药物,也不做相关检查,只是收钱后依照患者的要求开处方,这样的行为在美国被称为"药物作坊"。——译者注
② "寒蝉效应"是政治、法律、传媒学等领域的新兴名词。此处"寒蝉效应"应指人们因害怕遭受国家刑罚,或是无力承受所要面对的预期损耗,放弃行使其正当权利。——译者注

美国疾病预防控制中心 2015 年的统计数据显示,从 2012 年开始,与阿片类药物相关的死亡人数出现了 1990 年以来的首次下降,并基本稳定下来。这一趋势与阿片类药物处方比例的下降是一致的。

但是,多年来,与阿片类药物相关的死亡和非致命性的阿片类药物滥用的问题不断恶化。根据 2014 年的美国政府数据推算,每有 1 例阿片类药物相关的死亡,相应地有 10 例因阿片类药物滥用而入院,有 32 例因药物滥用或错用而去急诊室就诊,有 130 例阿片类药物滥用或依赖,有 825 例因非医学问题(如获得兴奋感)而使用阿片类药物。

在美国,阿片类药物的处方情况因州而异,有些州的医生开具阿片类药物处方的数量是其他州人均处方数量的 3 倍。此外,阿片类药物过量致死的最高风险发生在 45—54 岁的人群中。

另一方面,与药物滥用者不同,疼痛患者中阿片类药物相关的死亡率相对较低。举个例子,2013 年,一项由工业界赞助的研究显示,疼痛患者滥用阿片类药物的比例极低,尚不足 0.2%。

美国慢性疼痛的流行有多严重?

情况非常糟糕,而且目前并没有明显改善的趋势。

正如 2011 年美国医学研究所的报告提到的那样,约 1 亿美国成年人遭受慢性疼痛的折磨。根据美国国立卫生研究院的统计数据,其中约 2500 万人有中度到重度慢性疼痛。疼痛导致患者的日常活动受到限制,生活质量大幅下降。

美国国立卫生研究院的报告补充说,疼痛是美国人出现功能障碍的主要原因之一。估计有 500 万到 800 万美国人长期使用阿片类药物来治疗慢性疼痛。为什么会有越来越多的人遭受疼痛的折磨?人口越来越老龄化,幸存下来的癌症患者越来越多,体重超重和体育锻炼不足的人越来越多,所有这些都可能导致慢性疼痛的大流行。但是,具体原因尚不十分清楚。

40% 至 70% 的慢性疼痛患者没有接受适当的治疗,担心慢性疼痛的过度治疗和治疗不足……慢性疼痛的患病率和阿片类药物使用的增加,共同造成了很大一部分美国人的痛苦、残疾和威胁的"悄无声息的流行"。

其造成的现状,就是美国医学研究所 2011 年报告中提到的"阿片类药物难题"。

由于人们对阿片类药物滥用和成瘾的过度恐惧,许多疼痛患者很难获得阿片类药物。相比之下,街头吸毒者反而轻易可获得阿片类药物,这种易获得性有时会使他们严重成瘾。然而,请注意,大多数的疼痛患者从未成瘾。

美国政府正在采取什么措施来防止这两种流行?

美国政府采取的针对慢性疼痛的流行的措施并不多,但对阿片类药物滥用来说,美国政府采取的相关措施较多。

由于慢性疼痛如此普遍,人们可能会认为美国政府会投入大量经费在疼痛研究上。但遗憾的是,事实并非如此。尽管在过去的 5 年里,美国政府在疼痛研究上的经费投入有了一定的增长,但 2004 年以来,美国国立卫生研究院的巨额预算中,只有不到 1% 主要用于疼痛研究。

根据盐湖城疼痛研究中心的一项独立分析,2012 年,美国国立卫生研究院在疼痛研究上的经费投入仅占总经费预算的 0.63%。

据统计,美国国立卫生研究院 2014 年的预算总额略高于 300 亿美元,只有约 4.99 亿美元(约占 1.6%)用于疼痛研究。与外部分析相比,美国国立卫生研究院倾向于将更多的研究项目归类为疼痛基础研究项目,因此,用于疼痛研究的经费占总经费的实际比例更低。

遗憾的是,美国国立卫生研究院中没有人真正为疼痛研究负责。而这才是最根本的问题所在。虽然美国国立卫生研究院针对其他所有疾病几乎都有所谓的"研究所"或者"研究中心",但是针对慢性疼痛并没有设立专门的研究机构,即使慢性疼痛本身已经被认为是一种神经系统疾病。

2011 年,斯坦福大学医学院名誉院长兼美国医学研究委员会主席菲利普·皮佐在疼痛报告中写道:"由于美国国立卫生研究院没有专门的研究所(研究中心)资助疼痛研究,因此也就没有协调资金分配的专门机构。疼痛给国家和社会造成的经济损失比癌症、心脏病和糖尿病等疾病的总和加起来还要多。但现实状况是,用于疼痛研究的经费只是这些疾病研究经费的一小部分。"

美国政府试图通过两方面的努力来解决慢性疼痛的问题。其中之一就是成立疼痛联盟。该组织成立于 1996 年,于 2003 年重组,旨在协调疼痛研究方面的努力,但它的实际影响力并不算大。正如 2012 年美国参议院拨款委员会的一份报告所指出的:"很明显,美国国立卫生研究院必须做更多的努力。虽然每个研究所或研究中心都以某种不同的方式研究疼痛问题,但没有一个研究所(研究中心)能够掌控这一重要的研究领域。"

再者就是成立机构间疼痛研究协调委员会。该组织是一个协调疼痛研究的政府组织。该组织提出了美国国家疼痛战略,该战略已移交给卫生与公众服务部(Department of Health and Human Services)进行审查。战略小组的目标是将 2011 年美国医学研究所报告中的建议付诸实施。但到目前为止,该战略小组还没有建立资助机制,也没有取得什么进展。

美国国立卫生研究院疼痛联盟和机构间疼痛研究协调委员会都是由神经系统疾病和卒中研究所的疼痛政策办公室管理运作的。

这就是美国为慢性疼痛所做的工作。

相比之下,美国许多联邦机构都在积极应对阿片类药物滥用问题,包括美国缉毒局、疾病预防控制中心、国家药物滥用研究所、药物滥用和心理健康服务管理局,以及总部位于白宫的国家药物控制政策办公室等。由于联邦政府药物管制预算没有将阿片类药物从其他可能被滥用的药物中分离出来,因此,联邦政府应对阿片类药物滥用的努力很难用一个具体数额表示。

美国所谓的"禁毒战争"已经宣告失败了吗？

现在许多机构和民众都是这么认为的,其中也包括全球毒品政策委员会(Global Commission on Drug Policy,GCDP)。这是一个由社会精英人士组成的团体,成员包括联合国前秘书长科菲·A.安南(Kofi A. Annan)、美联储前主席保罗·A.沃尔克(Paul A. Volcker)和美国前国务卿乔治·P.舒尔茨(George P. Shultz)等。

2011年6月,全球毒品政策委员会的报告宣称"全球禁毒战争已经失败"。针对毒品生产者、毒贩和非法毒品消费者的压制措施,显然未能有效抑制毒品的供给和消费。全球毒品政策委员会在报告中还写道:

> 在联合国《麻醉品单一公约》签署之后,美国总统尼克松发起政府的"禁毒战争",当时的政策制定者们曾坚信对参与毒品生产、分配和使用的人员,采取严厉的执法行动,将会导致市场上海洛因、可卡因和大麻等受管控药物的不断减少,最终实现"无毒世界"。

全球毒品政策委员会得出结论说:"在实际操作中,非法毒品的全球市场规模在此期间出现了大幅增长。非法毒品交易在很大程度上受到有组织的犯罪团伙的控制。"

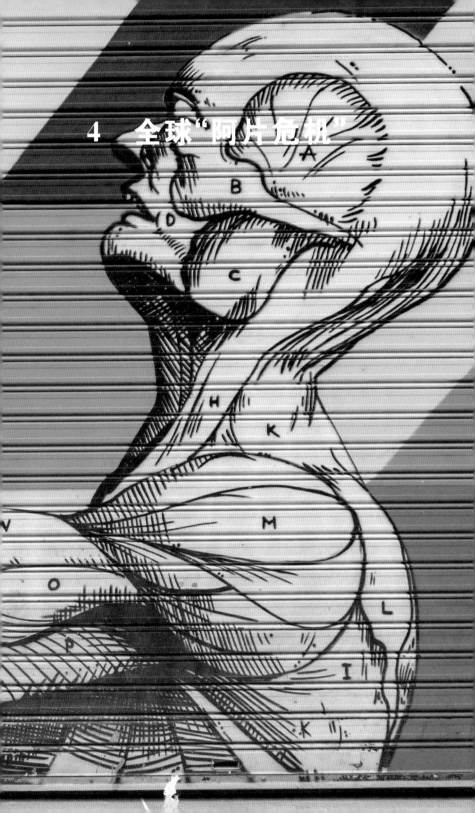

4　全球"阿片危机"

2014 年 6 月 1 日，在印度，一名 8 岁的男孩因严重的遗传疾病艰难地扭动着身体，而他的父母只能在一旁用惊恐的目光注视着一切。像印度其他大多数的医院一样，这家医院也没有阿片类止痛药——吗啡。最终，这对父母做了他们所能想到的唯一可以帮助男孩从疼痛中解脱的事情：他们杀了自己的亲生儿子，然后，他们也自杀身亡，并且留下一张纸条说，与其眼睁睁看着他们的孩子遭受如此巨大的痛苦而无能为力，不如让他早日解脱。

具有讽刺意味的是，吗啡的价格极为低廉，在一些国家，每剂吗啡甚至仅需 3 美分。然而，由于制造和销售吗啡的过程中人为产生的障碍，它可能永远不能满足全世界数百万人的需求。这造成的结果就是，总有些人在疼痛中活着，并且常常疼痛着死去。

疼痛的流行与地震或海啸那种自然灾害的情况不同，这是人为造成的灾难，而且往往是人们的目光短浅和政策的不均衡所导致的。

当今社会，疼痛无处不在。伴随着世界人口数量的剧增和人口老龄化进程的加快，疼痛也会变得越来越普遍。在一项涉及 17 个国家数万人的研究中，研究人员发现大约 40% 的人生活在慢性疼痛中，其中大多数是女性。

然而，遗憾的是，在很多情况之下，疼痛患者无法获得能缓解疼痛的阿片类药物。

印度最著名的姑息治疗医师拉贾戈帕尔在《洛杉矶时报》发表了一篇专栏文章，他这样写道：

在美国,医生们每年开出超过 2.5 亿张阿片类止痛药处方,滥用和过量使用阿片类止痛药的状况竟然形成了一次公共卫生危机。2013 年,有超过 15000 名美国人由于阿片类处方药的过量使用而死亡!然而,在世界上的其他地区,出现疼痛危机是由于疼痛患者根本无法获得像吗啡这样的强效止痛药。

他讲述了一个自己认识的人的故事。

就在几年前,一个叫高普兰的男性患者来找我看病。我注意到他的脖子上有一道疤痕。当我询问那条疤痕的来历时,他难过地扭头看向别处。他解释说,他的血管疾病导致腿疼得厉害,以至于他曾试图通过上吊自尽来解决他的疼痛问题。所幸他十几岁的孩子及时发现了他,并把他救了下来。

只有处在这个令人绝望的阶段,高普兰才被转院到我的姑息治疗中心。他先前就诊的医院没有储备吗啡,也没有接受过吗啡使用相关培训的医生。与其他医院不同的是,我的姑息治疗中心可以提供吗啡,所以只有在我这里才可以治疗他的疼痛。在我的姑息治疗中心住院期间,高普兰在没有遭受疼痛折磨的情况下,和他的家人一起度过了人生最后几周宝贵的时光。然而,他最终还是死于肾脏损害,而不是死于他的血管疾病。他的肾脏损害是由于先前服用了高剂量的非处方类止痛药。

由于吗啡的价格如此便宜,拉贾戈帕尔提出了一个问题:

"为什么印度的大部分地区几乎不可能获得吗啡呢?"

正如拉贾戈帕尔指出的那样,在美国,人们太过于关注阿片类药物的滥用问题,以至于忽视了由于阿片类药物(如吗啡)缺乏而导致疼痛治疗困难,而这才是世界其他地方更大的问题所在。

梅格·奥布赖恩一直奋战在对抗"全球疼痛危机"的前线。她在美国癌症协会的疼痛治疗分支机构中担任全球癌症治疗的执行主任一职。她说:

> 在许多国家,还有很多人的疼痛没有得到治疗,事实正是如此。人们正在烧伤、癌症、艾滋病等疾病的折磨下垂死挣扎,而疼痛却得不到缓解,这种情况真是令人震惊。有些肿瘤医院没有储备吗啡,患者扭曲着身体,像动物一样在极度疼痛中挣扎着死去。癌症患者因肿瘤的侵袭转移而痛苦地死去,医生们却无能为力。对烧伤这类疾病来说,你根本无法想象没有阿片类药物的烧伤诊疗病区是多么恐怖,而这种情况在非洲地区司空见惯。

如果说现在疼痛控制的形势有什么不同的话,那就是形势正在不断地恶化。究其原因,部分是由于美国对阿片类药物滥用的各种争议。"这种争议对世界各地的人们产生了致命的影响,"奥布赖恩说,"医生们唯一接收到的信息是人们开始变得害怕吗啡了,这是非常危险的。造成的后果将会是无人知晓如何使用吗啡或者无法明白吗啡是非常有用的药物。"

费利西娅·科诺尔(Felicia Knaul)是一位健康经济学家,

她是哈佛全球公平倡议的前任负责人,也是柳叶刀全球姑息治疗和疼痛控制委员会(Lancet Commission on Global Access to Palliative Care and Pain Control)的主席。她对世界各地人们的医疗健康不均衡的状况做过深度调研。她说:"最令人愤怒的是,有些国家和地区的患者根本无法获得疼痛治疗。在理论上,填平这个健康鸿沟应该是可行的,但是现如今它仍然不合理地存在着。这真是令人难以置信。世界各地对医生们开具吗啡等处方药都有着过于严苛的法规限制。"这是"极不公平的"。

詹姆斯·克利里(James Cleary)是一名肿瘤学家和姑息治疗专家,他在威斯康星大学疼痛与政策研究小组工作。数十年来,他苦心孤诣地研究世界各地的癌症和疼痛控制的状况。他说:"较贫穷的国家的癌症患者被确诊时已经处于晚期,所以医生们可以为晚期癌症患者提供的最基本的服务只能是缓解疼痛的姑息治疗。与其让患者做化疗这样昂贵而获益较少的治疗,还不如把钱花在缓解疼痛上,这样对患者会更好些。然而,现实情况是,往往像这样的晚期癌症患者是无法获得姑息治疗这样的医疗服务的。"

统计学资料通常是很有说服力的。

欧洲是世界上经济最发达的地区之一。2010年,研究人员调查了欧洲癌症患者获得阿片类药物的情况。他们在调研了41个欧洲国家后发现,这些国家因药物成本和监管障碍而出现了严重的获得阿片类药物困难的问题。在一些国家,如立陶宛、阿尔巴尼亚和乌克兰等,患者几乎无法获得一些必需的阿片类止痛药,从而产生了研究人员所说的"公共卫生灾难"。

在世界上一些发展中国家和地区,情况甚至更为严峻。亚洲、非洲和拉丁美洲的数百万人正在垂死挣扎,并且遭受严重的疼痛折磨。据报道,2006 年至 2008 年,这些地区有 14 个国家根本没有使用过阿片类药物。这一结果意味着,这些国家的患者已经无法通过合法渠道获得缓解中度至重度疼痛的药物。研究还发现,这些地区其他 8 个国家几乎处于同样的疼痛控制的困境。此外,对另外 13 个国家来说,其也没有足够的吗啡来治疗临终的癌症患者和艾滋病患者,甚至连百分之一的患者都不够用,这真是难以置信。

在世界上一些国家,包括中国、印度、印度尼西亚、尼日利亚、俄罗斯和南非等,阿片类药物也如此稀缺,以至于每个国家每年死于晚期癌症或艾滋病的患者中,至少有 10 万人无法获得必要的疼痛治疗。

据有关机构估计,世界上 80% 的人口无法获得足够的阿片类药物。世界卫生组织估计,大约有 50 亿人生活在完全没有或没有足够的药物治疗中度至重度疼痛的国家。根据哈佛全球公平倡议,全球有 550 万晚期癌症和 100 万终末期艾滋病的临终患者无法获得阿片类药物来充分缓解他们的疼痛。

实际上,研究表明,世界上只有约 7% 的人口能够获得足够的吗啡。

在许多贫穷国家,往往连手术后的常规疼痛控制也无法正常开展。据统计,遭受慢性疼痛折磨的总人数有近 100 万,包括遭遇意外事故或遭到暴力伤害的受害者、患有慢性疾病的人、因无法获得强效止痛药而遭受分娩疼痛的妇女,等等。

值得一提的是,对阿片类药物的可获得性问题来说,世界上富国与穷国之间的差距正在逐渐加大。在乌干达和印度等国家,阿片类止痛药的人均消费量不到 1 毫克。但是,在美国和加拿大,人们通常可以获得足够的吗啡。如果换一种计算方法,在美国和加拿大,患有艾滋病或癌症的疼痛患者,平均能获得的阿片类药物为 336000 毫克;但是,在最贫穷的国家,患有艾滋病或癌症的疼痛患者,平均能获得的阿片类药物只有 160毫克。

那么,造成全球"阿片危机"的其他原因是什么?

当然,还有许多其他潜在的因素加剧了全球"阿片危机"的现状,其中包括贫困、医生缺乏疼痛管理相关的教育培训、缺乏使用阿片类药物缓解疼痛的经验以及外行人对"需要阿片类药物意味着死亡即将来临"的恐惧心理。

但是,政府和社会的"阿片类药物恐惧症",也就是政府和社会对阿片类药物的极度恐惧,成了现如今最棘手的问题之一。这通常造成的后果就是,政府为防范阿片类药物滥用而对其实施过于严苛的管控,从而导致疼痛患者无法获得缓解疼痛所急需的阿片类药物。

这种状况变成了一种恶性循环。医生变得越来越谨小慎微,为疼痛患者开具阿片类药物处方的比例也变得极低。这反过来又导致政府过分低估了患者对阿片类药物的需求,进而造成政府向国际麻醉品管制局提交了被低估的阿片类药物的需求数据。反过来,国际麻醉品管制局依据这些国家对阿片类药物的少量需求的申请进行审批。这些环节运作下来，就大大降低了阿片类药物的消费量，且该消费量远远低于患者对缓解疼痛的阿片类药物的需求量，尤其是对临终患者来说。

让我们简单回顾一下历史。1961 年，世界上大多数国家签署了《麻醉品单一公约》。1968 年，根据这一公约还成立了一个独立的监督机构，即国际麻醉品管制局。任何人想要在任何国家进口或生产阿片类药物都必须获得国际麻醉品管制局的批准。举个例子，一家想要生产阿片类药物的制药公司必须获得国际麻醉品管制局的许可，才能从某个国家进口生产该药物的原料，而出口该原料的国家也必须获得国际麻醉品管制局的许可。从理论上讲，国际麻醉品管制局因此能够获得每个国家的麻醉品消费数据，但实际上，许多国家并没有给国际麻醉

医生开具的阿片类药物处方比例越来越低，可能形成一个恶性循环
Photo by rawpixel.com on Pexels

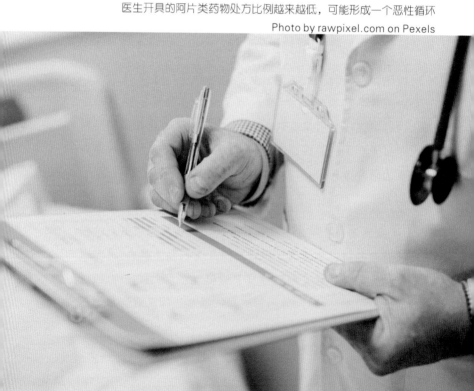

品管制局定期提供更新的数据。国际麻醉品管制局的目的是利用有关预计消费量的信息,来告知罂粟种植者具体需要种植多少罂粟。在理想状态下,这种做法可以满足患者对缓解疼痛的阿片类药物的合法需求,但又不至于使阿片类药物的产能过剩,从而导致过多的阿片类药物充斥在世界各地。

实际上,按照 1961 年签署的公约要求成立国际麻醉品管制局不仅要达到控制阿片类药物滥用的目的,而且要确保为有合法医疗需求的患者提供阿片类药物。世界卫生组织早就认识到口服和注射用吗啡等强效阿片类药物的必要性,并制定了专门的指导方针,以完善相应的政策法规来最大限度地减少阿片类药物的非法使用,并最大限度地增加阿片类药物的供应,达到缓解患者中度到重度疼痛的目的。但是大多数国家还是制定了开具阿片类药物处方的严苛的限制性政策法规。

在世界上的所有国家,阿片类药物获得困难的问题都同样严重吗?

不是的,情况恰恰相反。

整体来说,全世界医疗保健服务的供给是极不均衡的。在孕产妇死亡率、婴幼儿死亡率、抗生素的供给、清洁的饮用水以及卫生间设施等方面,全世界各国之间都存在很大的差距。但是,在所有医疗保健服务供给的不均衡中,缓解疼痛方面的不均衡是最令人震惊的。对那些研究这个问题的人来说,疼痛诊疗服务是最不均衡的,也是隐藏最深的不公正现象。据统计,约占世界人口 15% 的富裕国家,消耗了世界吗啡总产量的

94％。世界上的其他国家,有很多人痛得要死,还有很多人到死都痛。

不同的国家阿片类药物获得困难的支持证据有多可靠?

基本上,很多国家阿片类药物获得困难的支持证据都是难以辩驳的。但是,这些证据在某种程度上又是具有推论性的。

实际上,世界各国阿片类药物实际消费的相关数据来自国际麻醉品管制局。有了这些数据,诸如疼痛治疗、哈佛全球公平倡议和威斯康星大学疼痛与政策研究小组等机构和学术团体,才能以各种方式进行统计分析。

举例来说,疼痛治疗机构获取了国际麻醉品管制局的消费数据,并将其与世界卫生组织统计的关于死于特定疾病(如艾滋病和癌症)的人数进行了比较研究。然后,研究人员依据特定疾病的死亡人数来估算阿片类药物的实际需求量。即便两个国家的人口数量大致相同,它们对阿片类药物的需求也可能会有天壤之别。这取决于两个国家患癌症或艾滋病的临终患者有多少。

在不同的国家,吗啡的成本价格会有所不同吗?

是的。吗啡和其他类似的药物属于非专利药物,所以价格低廉。但是在贫穷国家,吗啡的成本价格并非每剂 3 美分,而可能是美国的 5 倍以上,达到每剂 16 美分。

然而，吗啡不是被视为一种基本药物吗？

是的，一般来说，吗啡是被视为一种基本药物。

长期以来，吗啡一直在世界卫生组织的基本药物名单中。世界卫生组织称：

> 基本药物是指优先满足人们医疗保健需求的药物。在选择时应充分考虑公共卫生相关性、药物有效性和安全性的证据，以及相对的成本效益。在运作良好的卫生系统中，基本药物要随时、足量、保证质量地供给，同时有适当的剂量形式和充分的药品说明信息，且个人和社会能够承受药物的价格。

被世界卫生组织列为基本药物的阿片类药物，包括各种形式的可待因和吗啡。已被国际临终关怀和姑息治疗协会（International Association for Hospice and Palliative Care）列为基本药物的阿片类药物，包括羟考酮、芬太尼和美沙酮。

何谓国家的基本药物目录？

国家的基本药物目录是指特定国家批准的药物清单。

如果一种药物，例如阿片类药物，在一个国家的基本药物目录上，那么是否意味着这种药物是能够获得的？

情况并不总是这样的。

尽管许多药物,包括阿片类药物等,出现在某个国家的基本药物目录上,但是由于严格的法律限制、处方规定、成本及其他因素,患者并不能获得其中的很多药物。

充分缓解疼痛可以被认为是一项基本人权吗?

这个问题的答案,取决于你问的人是谁。如果让医疗保健组织的专业人员来回答,那么他们的回答是肯定的。但是,目前这一说法还没有被载入人权公约。据称,世界卫生组织和国际麻醉品管制局都建议过,所有中度至重度疼痛的患者都有权利使用阿片类药物,并且允许医生根据每位患者缓解疼痛的需求开具阿片类药物的处方。

正如有关国际组织所言:"政府如果无法确保肿瘤医院能够治疗疼痛,而给患者造成普遍和严重的痛苦,那么可能会导致政府违反禁止酷刑和残忍、非人道和人格侮辱的条例。"

该组织宣称,世界各国政府"有义务确保向患者提供包括吗啡在内的基本药物,并确保相关医务人员接受关于如何使用这些药物的充分的培训"。

更具体一点说,在印度,获得阿片类药物的情况是怎样的?

印度人口众多,超过 13 亿人。印度是世界上对止痛药方面的研究最深入的国家之一,但印度疼痛控制的形势非常严峻。除喀拉拉邦外,总体来说,在印度所能获得的羟考酮、美沙酮和芬太尼非常有限,可用的阿片类药物只有可待因和吗啡。

2009 年,有关国际组织报道了印度的一项关于姑息治疗的大型研究成果。成果显示,由于存在过度限制阿片类止痛药使用的法规、总是无法提供阿片类止痛药(尽管它们的价格很低廉)的医疗保健系统,以及医疗保健专业人员培训的缺乏,印度患者获得阿片类止痛药极为困难。例如,印度许多地区都有严格限制麻醉品使用的法规,这使得医院和药房难以获得吗啡等阿片类止痛药。

全球阿片类药物政策倡议组织的研究人员称,根据印度于1985 年颁布的一项法律,罂粟的种植和吗啡的生产都由印度中央政府控制,吗啡的销售和分配则由各地区政府控制。

印度制定该项法律本来是希望控制阿片类药物的滥用。但是该项法律的实施起到的实际效果是,虽然世界上其他地方的吗啡消费量有所增加,但是印度的吗啡消费量锐减了 97%。吗啡基本上从印度的医院和药店消失不见了。

1985 年,印度制定了一项法律,要求对涉及阿片类药物的违法行为判处 10 年有期徒刑,这迫使许多药店减少阿片类药物的库存以避免可能的刑事处罚。对在阿片类药物处方上有任何过失(甚至是轻微的、无意的、不会导致任何药物滥用的过失)的医生,这项法律也规定对其判处有期徒刑等刑事处罚。

1998 年,印度中央政府改变了政策法规,允许各地区政府简化其关于阿片类药物相关的法律法规。从此,印度的形势才开始发生变化。然而,印度许多地区政府仍然遵行旧的阿片类药物相关的法律法规。

2007 年,印度姑息治疗协会(Indian Association of Palliative Care)说服印度最高法院,提出所有地区政府必须免费为其居民提供吗啡。但即便如此,印度全国的改革进程依然缓慢。2014 年,印度议会对 1985 年的法律进行了修订,缓和了其中一些严苛的条款。然而,时至今日,这项法律仍然用于药物管理,限制了患者更广泛地获取吗啡,而不是在财政上加以限制。

有关国际组织的研究人员发现,尽管印度有超过 70％ 的患者到主要的肿瘤医院就诊时已经是癌症晚期,这意味着缓解疼痛等姑息治疗是他们唯一的选择,但是这些医院却没有能力提供吗啡等阿片类止痛药,加之印度大多数大型医院的医生都没有接受过姑息治疗以及如何使用吗啡或其他强效止痛药的相关培训。对艾滋病患者、截瘫患者、晚期肾病患者以及患有各种疾病的老年人来说,他们的疼痛控制也会遇到相同的状况。

单凭想象,你可能无法体会这种状况对患者造成的极大痛苦。来自海德拉巴的一位女士告诉该组织的研究人员:"这种疼痛感觉就像有人在用针使劲扎我,我疼得整夜整夜地哭泣。遭受着这种疼痛的折磨,你会认为死亡是唯一的解脱方式。"

海德拉巴的一名患有骨癌的尼泊尔男子这样说:"我的腿感觉火烧火燎的,就跟舌头上涂了辣椒一样。疼痛是如此剧烈,以至于我觉得自己都快要死了。我害怕极了,我甚至想与其不得不忍受这种疼痛,还不如死掉算了。如果能免受疼痛折磨,就算把腿截肢掉我也在所不惜。因为我曾经以为只要把腿截肢掉,我可能就不会感到疼痛了。"

一位患有乳腺癌的女士说:"我痛得每晚只能睡一个半小时。我服用大量的安眠药,却没有效果。然而,这个姑息治疗机构提供的吗啡可以使我放松。这个地方(姑息治疗中心)对我来说,就是上天赐予我的避难所。"

据有关国际组织估计,印度每年有超过100万的癌症患者遭受剧烈疼痛的折磨。然而,正如全球阿片类药物政策倡议组织的研究人员指出的那样,印度可供使用的吗啡仅仅够治疗这些患者中的4万人,即相当于4%的患者。

最具有讽刺意味的、最揪心的一件事情就是,吗啡的价格如此低廉,以至于制药公司和药店销售吗啡的利润极为微薄,这意味着从经济效益的角度出发,他们并没有动力去储备吗啡。另一个讽刺之处在于,尽管印度在其北部3个地区种植罂粟,但是其中大部分都出口到其他国家用于生产镇痛药,这导致印度的阿片类药物消费量反而低于大多数的其他国家。

在印度,医疗机构从业人员也非常缺乏疼痛基础生物学和临床疼痛管理方面的教育培训。印度政府没有将这种专业培训纳入相关教育课程,所以大多数医学生和年轻医生都没有接受过疼痛治疗和姑息治疗方面的专业教育培训。因此,印度的大多数医生对如何评估疼痛或者治疗严重的疼痛一无所知。

在非洲,获得阿片类药物的情况是怎样的?

情况是非常糟糕的。

在塞拉利昂,有一位名叫扎伊纳布·塞萨伊的乳腺癌晚期的妇女,她平躺在床上,奄奄一息。正如《纽约时报》的记者所描述的那样,她身上的肿瘤冲破了皮肤,"就像一颗腐烂的花椰菜,在它的边缘还流着少量的血液"。一位当地的治疗师用黏土和叶子包裹住她的肿瘤,但是那位妇女说,腐烂的皮肤的味道让她感到羞耻。

她说:"我这骨头疼得就像火在烤!"但是,由于缺乏吗啡,她的疼痛无法得到缓解。

根据全球阿片类药物政策倡议组织的研究结果,对非洲50个国家的11亿人口来说,阿片类药物获得困难的问题是世界上最严重的。非洲艾滋病的流行及日益严重的癌症问题都不可避免地加重了慢性疼痛,这一点尤为悲惨。

全球阿片类药物政策倡议组织的研究人员获得了非洲约一半国家(约占非洲人口的66%)使用阿片类药物治疗癌性疼痛的相关数据。其中,许多国家几乎无法获得阿片类药物。只有15个国家有口服和注射形式的吗啡。虽然非洲的人口结构相对年轻,但是癌症已逐渐成为非洲大陆日益严重的健康问题。鉴于人口的日益增长和老龄化,预计到2030年非洲癌症的新发病例数将翻一番。姑息治疗在非洲还是比较少见的。只有4个非洲国家(肯尼亚、南非、坦桑尼亚和乌干达)做到了将姑息治疗作为其医疗保健系统的一部分。卢旺达和斯威士兰则制定了国家层面的、独立的姑息治疗政策。

此外,非洲许多国家的相关法律限制,使得患者获取阿片类药物极为困难。在某些情况之下,门诊患者、住院患者甚至接受临终关怀的患者想服用阿片类药物,都需要特别授权。在其他情况下,一些国家甚至连获得填写阿片类药物处方的合适表格也是很困难的。究其原因,竟然是医生们需要付费购买这些表格。

非洲人民由于无法获得阿片类药物,付出的代价是相当惨痛的。在一个艾滋病诊所,44％的患者表示他们遭受了中度至重度的疼痛。然而,部分农村患者和城市患者,压根就没有接受过任何疼痛治疗。

与世界上其他地区一样,非洲的医生对于有关疼痛的基础知识和临床疼痛管理的知识非常匮乏。在尼日利亚,针对医学生掌握的疼痛知识进行的一项调查研究发现,即使在教学医院,也有90％的医学生没有接受过任何关于疼痛医学的正规教育培训。

在亚洲,获得阿片类药物的情况是怎样的?

跟非洲获得阿片类药物普遍困难的情况相比,亚洲的情况显得差异性很大。对日本和韩国的癌症患者来说,阿片类药物是能够获得的,但亚洲其他地区获得阿片类药物还是极为困难的,特别是孟加拉国、缅甸、阿富汗、哈萨克斯坦和老挝等国。即使阿片类药物被列入这些国家的基本药物目录,患者通常还是很难获得阿片类药物的。

全球阿片类药物政策倡议组织的研究人员称,亚洲是世界上肝癌、食道癌和胃癌发病率畸高的地区。随着亚洲人群的吸烟率不断上升,患肺癌和乳腺癌的人数也在增加。然而,大多数癌症患者直到他们处于疾病的晚期阶段才被确诊。这意味着,癌症患者需要的是疼痛缓解和姑息治疗。

不得不说,新加坡和中国香港等地的姑息治疗服务是非常好的。但相比之下,阿富汗、巴基斯坦、老挝和柬埔寨等国家的姑息治疗体系就很不完善。和非洲一样,亚洲的一些国家也要求医生付费购买开具阿片类药物处方的相关表格,而且许多国家将阿片类药物处方的开具时间限制在 2 周或更短时间内。

亚洲还存在经济效益方面的干扰因素。在一些亚洲国家,由于芬太尼贴剂(一种强效的阿片类药物)对制药公司来说是有利可图的,所以这种药物相对容易获得。但是,价格相对便宜的口服阿片类药物就不那么容易获得了。

亚洲国家与世界上其他地方相类似的是,许多医生没有接受过姑息治疗和疼痛管理方面的教育培训。

在越南,获得阿片类药物的情况会有所不同吗?

是的,越南的情况有所不同。

由于历史上的原因,越南阿片类药物的使用情况特别复杂。广泛的阿片类药物恐惧症和普遍的海洛因滥用,这两种情况在越南同时存在。多年来,法国通过鸦片进口、提纯、课税和销售带来的收入,为他们在越南的殖民地政权提供资金支持。

时至今日,在越南,还有不少人吸食海洛因。越南有大约20 万海洛因成瘾者,是东南亚地区注射毒品成瘾比例最高的国家。反过来,注射毒品等行为又助长了艾滋病的流行,从而也促使慢性疼痛的患病率大大增加。

根据威斯康星大学疼痛与政策研究小组研究人员的说法，在越南，人们对海洛因滥用普遍存在的恐惧心理是可以理解的。即使吗啡可以合法地用于缓解疼痛，人们仍然对吗啡等阿片类药物产生了特别强烈和广泛的恐惧心理。因此，越南医疗用途的吗啡消耗量非常少：在所研究的 155 个国家中，越南排名第 122 位。但是近年来，越南在姑息治疗方面取得了长足的进步。

在拉丁美洲和加勒比海地区，获得吗啡的情况是否会好一些？

尽管该地区各国之间有差异，但是相比其他地区总体情况要好一点。

在阿根廷、巴西、智利、哥伦比亚、乌拉圭和加勒比海地区的一些地方，人们是可以适度获得吗啡的。但是，在危地马拉、洪都拉斯和玻利维亚，人们获得吗啡就困难得多。

引人注目的是，与世界上其他地方相比，拉丁美洲许多国家官方的基本药物目录确实列出了许多含吗啡的药物配方。但是，在实际操作中，许多国家对阿片类药物普遍的过于严苛的监管影响了整个地区的患者对吗啡的获取。

拉丁美洲是世界上收入差距最大的地区，这使该地区疼痛控制的情况变得更复杂。有一些国家，如巴西，国民经济正在蓬勃发展，但是其他拉丁美洲国家则在世界上最贫穷的国家之列。拉丁美洲癌症多发，并且癌症的死亡率高于北美、欧洲和日本，部分原因是许多患者在确诊时就已发展到癌症晚期，特别是乳腺癌。在巴西,有 80％ 的乳腺癌新发病例已经到了晚期,而在墨西哥,这一比例竟然高达 90％。

从好的一方面来看,一些拉丁美洲国家的姑息治疗状况正在改善,最明显的是智利、墨西哥和阿根廷,尽管拉丁美洲其他地方还是几乎不存在姑息治疗服务的。另一个好的方面是,古巴和乌拉圭的医学院现在已经开始提供姑息治疗的教育培训了。

中东地区获得阿片类药物的情况是怎样的?

中东地区情况很复杂,总体情况很糟糕。

在以色列,获得阿片类药物的情况是很好的,而在卡塔尔和沙特阿拉伯,吗啡至少被列在了国家基本药物目录上。但在该地区的其他许多国家,阿片类药物甚至不在国家基本药物目录上。即使阿片类药物被列在了某些国家的基本药物目录上,实际上它们也是无法获得的。

根据国际麻醉品管制局的标准,获得阿片类药物最困难的国家是阿富汗、伊拉克、黎巴嫩、利比亚、巴勒斯坦和突尼斯(这些地区正在发生的政治和宗教冲突,更增加了人们获取阿片类药物的困难)。同样,中东地区许多癌症患者直到疾病晚期才被确诊,这使得控制疼痛更加困难。

然而,这些地区也有一些措施可圈可点。最近,中东癌症协会投资了一些项目,旨在为医疗保健专业人员提供姑息治疗的相关教育培训。

但是,有关阿片类药物的负面观点仍然是广泛存在的。一项针对沙特阿拉伯即将毕业的医学生的调查显示,50％的受访者认为癌性疼痛是无法治愈的,40％的受访者认为癌性疼痛只是一个微不足道的问题。

在全球范围内,各国缺少姑息治疗政策的情况有多普遍?

这种情况是非常普遍的。

在有关国际组织对 40 个国家进行的一项研究中,只有 11 个国家制定了国家层面的姑息治疗政策,包括阿根廷、巴西、印度尼西亚、法国、菲律宾、波兰、韩国、土耳其、乌干达、英国和越南。而在一些国家(如阿根廷和巴西),这些政策能否付诸实施,目前尚不十分明确。

世界各国缺少疼痛和姑息治疗的医学教育的情况有多普遍?

需要重申的是,这种情况是十分普遍的。

有关国际组织调查了大多数国家,这些国家的医疗从业者在疼痛和姑息治疗方面没有接受过正规的教育培训。一些国家(喀麦隆、埃塞俄比亚、约旦和坦桑尼亚)的医疗从业者,在疼痛管理和姑息治疗方面压根没有接受过教育培训。在所调查的国家中,仅有 5 个国家(法国、肯尼亚、波兰、乌干达和英国)为所有医学生提供有关疼痛医学的教育培训。世界各地的医生们由于不知道如何开具阿片类药物的处方,以及不了解限制阿片类药物使用相关的法律法规,因此他们仍然对开具阿片类药物处方普遍存在恐惧心理。

对于阿片类药物获得困难的问题,最关键的一点是什么?

世界上许多地方都严重缺乏获得吗啡和其他阿片类药物的合法途径。在有关国际组织所调查的 40 个国家中,与国际药物条约和公约的实际要求相比,33 个国家对阿片类药物实施了更为严苛的限制性法规。

根据美国共和党研究人员的说法,在许多国家,"过度热心的药物管制者或政策制定者,以及限制阿片类药物转入非法市场的考虑不周的法律法规,严重限制了合法用于缓解疼痛的阿片类药物的可获得性。"

根据全球阿片类药物政策倡议组织研究人员的说法,其造成的最终结果是,患者"必须哄骗医生,以期获得阿片类药物的使用许可,他们在地理位置偏远的药店等待很久,频繁返回药店重新开药,并且接受医生因不注意细节而对处方进行的任何修改"。

人们是否意识到了"全球疼痛危机"的严重性?

事实上并没有。当然,疼痛患者和疼痛的研究人员对这一点都非常清楚。但是,概言之,并不是全世界的人都关注到了疼痛和姑息治疗的缺乏。

5　大麻

何谓大麻？

大麻是一种具有精神活性的物质。1000 多年前，人们就知道大麻是具有治疗作用的植物。大麻含有 400 多种不同的化学成分，其中有 100 多种大麻素，有些大麻素可以用来治疗一些疾病、缓解或消除一些症状。大麻素不仅在植物大麻中天然存在，而且也存在于人体内，还能够在实验室中合成。无论大麻素来自植物大麻、实验室还是人们自己的身体，它通过与体内的大麻素受体结合而起作用，产生显著的效果。

1964 年，以色列化学家拉斐尔·梅舒朗（Raphael Mechoulam）从植物大麻中分离出来一种精神活性物质四氢大麻酚，这是人们从植物大麻中分离出的第一种大麻素。另一种重要的大麻素是具有非精神活性的大麻二酚。目前人们对其他大麻素的研究也越来越深入。

在美国，根据国家药物滥用研究所的数据，大麻通常供吸食，是一种常见的非法毒品。据统计，美国吸食大麻的人数从 2007 年的 1440 万（占到 12 岁及以上人口数的 5.8%）增长到 2012 年的 1890 万（占到 12 岁及以上人口数的 7.3%）。最近几年，在美国，大麻在医疗方面已经得到越来越广泛的应用。

何谓医用大麻？

医用大麻是指用于医疗用途的、未经加工的大麻植物或者提取物，尽管其未经美国食品药品管理局的认可或者批准。

然而,在临床实践中,大麻是世界上最古老的、最有效的草药之一。在中国北部一个 2700 年前的墓葬中,考古人员惊奇地发现了大麻雌株的花朵。19 世纪 40 年代,一位英国医生在印度"发现"了大麻的治疗特性,并将其介绍到西方医学界。治疗偏头痛是大麻的许多古老的医疗用途之一。不仅在中国和印度的传统医学中有关于使用大麻治疗偏头痛的记载,而且在古埃及、亚述、古希腊和古罗马等文明古国也有同样的发现。

我们的身体会自己生成大麻素吗?

是的,人体是能够产生内源性大麻素的。

如前所述,人类生来就会产生大麻素及与其结合的大麻素受体。人体内产生的最重要的两种内源性大麻素是阿那达胺和 2-花生四烯酰甘油。它们属于脂类,具有广泛的生物学功能,包括疼痛信号处理等。基本上,它们的生物学功能就是让人们"放松、吃饭、睡觉、遗忘和保护自我"。

科学家最近的研究发现,携带突变的 $FAAH$ 基因的小鼠和人类,焦虑行为较少。$FAAH$ 基因负责编码一种降解阿那达胺的酶,而基因突变导致体内这种降解酶的合成减少。因此,体内阿那达胺的浓度就会升高,从而产生镇静作用。

体内大麻素受体不仅可以被内源性大麻素激活,还可以被从大麻中提取的大麻素和在实验室合成的大麻素激活。

令科学家惊讶的是,大麻素受体是人体内含量最丰富的受体之一。据推测,人类在进化过程中获得生成大麻素受体的功能,可能是为了抑制疼痛,但也可能是为了奖励人们,即通过大麻素受体产生"跑步者的兴奋感"这种"感觉良好"的体验。这似乎说明了这种兴奋感的情绪体验不仅是由众所周知的内啡肽所介导的,内源性大麻素也参与其中。

人体内低水平的内源性大麻素是否与更剧烈的疼痛有关系?

看起来是这样。体内的内源性大麻素水平较低的人可能更容易受到某些疼痛的影响,包括偏头痛、肌纤维痛和肠易激综合征引起的疼痛等。大麻素受体的某些突变会提高人们患偏头痛的风险。此外,通过阻断降解内源性大麻素的某些通路,进而提升内源性大麻素的水平,或许可以减轻疼痛。事实上,人们已经在广泛使用的一些镇痛药,比如非甾体抗炎药,可能就是通过阻止内源性大麻素的降解而起镇痛作用的。

大麻素在体内的主要受体是什么?

CB1 和 CB2 是大麻素最重要的两种受体。CB1 受体主要存在于中枢神经系统和周围神经系统中,而 CB2 受体主要存在于免疫细胞中,也有较少部分存在于中枢神经系统中。这些受体对于存活是至关重要的。经过基因改造后缺乏 CB1 受体的小鼠焦虑行为和抑郁行为与未经改造的小鼠相比有所增加。它们对奖赏刺激缺乏正常反应。它们摄食较少,并且体重较轻。另外,体内 CB1 受体似乎也在安慰剂效应中发挥作用。

大麻素如何产生生物学效应？

当四氢大麻酚结合到 CB1 受体上时,就会触发人体产生兴奋感。奇怪的是,大麻二酚并不能与 CB1 或 CB2 受体强力结合,但它确实部分地阻断了四氢大麻酚与 CB1 的结合,这对那些想要使用大麻治疗而不需要兴奋感的人来说,是一个隐藏的优点。当 CB2 受体被激活时,炎症反应会被抑制,脊髓的疼痛中继中心的活动也会减少。

在大麻的药理学研究方面,人们的终极目标是揭示两种主要的大麻素受体的确切作用以及多种大麻素的生物学功能。从理论上讲,对大麻的这种生物学特性进行精细区分,将允许人们创造出能够精细调控的大麻素类药物,使其具有较低的精神活性(产生兴奋感)和较强的止痛效果。

不过,这个理论还有个问题。大麻素具有的精神活性可能有助于患者在情绪上缓解疼痛感。牛津大学 2013 年的一项研究表明,吸食大麻确实能使患者的疼痛减轻。通过使用功能性磁共振成像技术进行脑扫描,研究人员发现,尽管四氢大麻酚并没有减小疼痛反应的强度,但确实消减了疼痛引起的不愉快的负性情绪。因此,四氢大麻酚对疼痛相关的负性情绪的改善效果,可能也是大麻素在整体上缓解疼痛效果的重要部分。

大麻或其合成类似物的主要医疗用途是什么？

近年来,研究人员针对大麻或其合成类似物的 100 多项随机的、双盲的、安慰剂对照的临床试验,取得了不少研究成果。这些临床试验纳入了数千名患有各种疾病的患者。

研究表明,大麻或其合成类似物可有效治疗恶心、呕吐、食欲不振、青光眼、肠易激综合征、多发性硬化相关的肌肉痉挛、图雷特综合征、癫痫和肌萎缩侧索硬化。

值得一提的是,大麻及其合成类似物或许还有另一个好处。1974 年,美国国家癌症研究所的研究人员发现的一些迹象表明,大麻可能具有抗癌作用。2003 年,西班牙的研究人员通过调查发现大麻可以阻止肿瘤的生长。其他研究表明,大麻似乎可以通过缓解炎症和抑制肿瘤细胞增殖来对抗肿瘤。大麻还可以通过靶向作用于免疫细胞上的大麻素受体,来阻断源于这些免疫细胞的肿瘤。2013 年,加利福尼亚州的研究人员在小鼠中发现,大麻二酚能够阻断一种控制侵袭性乳腺癌细胞扩散的基因。

直言不讳地说,就大麻特异性缓解疼痛的效能而言,大麻的临床效果并不那么亮眼,但是,在缓解疼痛的效果上,大麻至少与阿片类药物是相当的。也就是说,大麻也可以减轻约30％的慢性疼痛,并且大麻的严重副作用较少。然而,现在我们就可以宣布大麻和合成大麻素是缓解疼痛的临床一线用药吗？这可能还为时尚早。但是,话又说回来,如果一直排斥这样做的话,我们可能又显得过于谨慎了。

2011 年,一篇汇总了 15 项高质量研究的述评显示,与安慰剂相比,在各种慢性非癌性疼痛患者中,大麻及其处方类合成类似物都展现出了显著的镇痛作用。其中一个巨大的优势是,大麻可能会减少患有剧烈疼痛疾病的患者的阿片类药物服用剂量。对此现象的一种可能解释是,如果医生知道患者也使用大麻,那么医生通常会避免开具阿片类药物处方。而有证据表明,大麻可以使阿片类药物更有效,从而允许人们服用更小剂量的药物。此外,对实验室中特意诱发的急性疼痛来说,大麻的镇痛效果时好时坏。

对于一些特殊类型的疾病,比如神经性疼痛、肌纤维痛和多发性硬化诱发的疼痛来说,大麻缓解这些类型疼痛的效果还是比较好的。尤其重要的是,神经性疼痛影响了 $1\%\sim 2\%$ 的美国人。加利福尼亚州的研究人员称,用大麻治疗神经性疼痛是一种很有前景的方法。此外,加拿大的研究人员也得出了相同的结论。令人印象深刻的是,患者第一次吸食大麻就可以在相当程度上减轻他们的疼痛。

近年来,一系列的研究证实了大麻缓解神经性疼痛的有效性。2008 年,在加利福尼亚大学戴维斯分校的一项研究中,38 名患者在吸入大麻或安慰剂后,接受了关于神经性疼痛的评估,结果显示,吸食大麻明显减轻了他们的日常疼痛。2009 年,其他研究人员随访了 28 名吸食大麻的患者,这些患者一直接受住院观察。同样地,吸食大麻非常显著地缓解了患者的疼痛,改善了负性情绪,并帮助患者恢复了日常社会活动。2010 年,在国际疼痛研究学会的年会上,一项与众不同的研究引发了参会人员的热烈讨论。

加拿大麦吉尔大学的研究人员通过对 21 名神经性疼痛患者的研究,发现吸食大麻 5 天(每天吸食 3 次)能显著地缓解患者的疼痛,同时还能改善患者的睡眠质量。

此外,大麻及其合成类似物似乎对患肌纤维痛的患者也有帮助。2008 年,加拿大研究人员设计了一项随机的、双盲的、安慰剂对照的临床试验,研究大麻隆对 40 名肌纤维痛患者的治疗效果。结果发现,接受大麻隆治疗后,患者的疼痛得到了缓解,尽管有患者抱怨大麻隆引起了嗜睡、口干、眩晕、精神紊乱等副作用。2011 年,西班牙的一项研究比较了 28 位吸食或者口服大麻的肌纤维痛患者和 28 位未使用大麻的患者。结果发现,吸食大麻使患者的疼痛减轻和僵硬缓解,情绪更加放松,并且幸福感有所增加。此外,他们在心理健康调查问卷上的得分也更高。

对多发性硬化诱发的疼痛来说,处方药(商品名为 Sativex,含有大麻提取物 nabiximols)与安慰剂相比可能更有助于减轻疼痛和改善睡眠质量。就偏头痛而言,由于大麻素可以激活 CB1 受体,故大麻素应该对缓解偏头痛有效果,但是还需要更多的证据。

总体来说,大麻的医疗风险是什么?

有意思的是,研究人员在研究大麻的医疗用途时,并没有发现大麻对健康有太多的损害。在一篇关于大麻医疗用途的覆盖了 23 项随机对照临床试验和 8 项临床观察研究的综述文章中,加拿大麦吉尔大学的研究人员发现,一般来说,患者短期(2 周)使用大麻和大麻提取物诱发不良事件的风险很小。吸食大麻引起的最常见的副作用是头晕。然而,总体来说,吸食大麻组发生严重不良事件的概率与对照组相比,并没有差异。

吸食大麻是否有导致依赖和成瘾的风险？

药物依赖性是一种生理性的适应，即使常规使用药物时也可能发生。突然中断使用药物会导致机体出现戒断症状。根据美国国家药物滥用研究所的说法，在一些人中，吸食大麻确实会产生依赖。究其原因，吸食大麻的人可以对大麻的效果产生耐受性，并且他们在停止吸食大麻时会出现戒断症状。戒断之后若再次使用药物，患者需要使用更高剂量的药物，才能产生与最初使用药物时相同的效果。

药物成瘾则有不同的内涵。成瘾是一种原发性的、慢性的、神经生物学疾病状态，其特征是无法控制对药物的使用，包括强迫性使用、明知药物对自己有害仍继续使用，以及心理上对药物的渴求。换句话说，根据美国成瘾医学协会的说法，成瘾是一种"脑的奖赏、动机、记忆及其相关环路发生异常改变的慢性疾病。这些大脑环路的功能障碍可以导致患者出现生理、心理、社会和精神上特征性的临床表现"。

但是，包括医生、研究人员和联邦机构的工作人员在内的许多人，都经常混淆依赖和成瘾这两个名词。有一些关于成年人和青少年的大麻戒断症状的报道，尤其是有一些关于大剂量吸食者的。但是，即使有些大剂量吸食大麻的人确实会出现轻度的生理性戒断症状，其症状也不像酒精戒断症状那样严重。

确实，美国国家药物滥用研究所声称，吸食大麻的人有依赖和成瘾的风险。这种说法在某种程度上是真实的。尽管吸食大麻的风险随着大麻剂量的增加而逐渐增加，但是，也有研究表明,吸食大麻诱发依赖或成瘾的概率低于酒精、可卡因、海洛因和烟草。美国国家药物滥用研究所称,据统计,有 32％ 的吸烟者会成瘾,有 23％ 的吸食海洛因的人会成瘾,有 17％ 的吸食可卡因的人会成瘾,有 15％ 的喝酒的人会成瘾,而对吸食大麻的人来说,这一比例仅为 9％。

在美国国家药物滥用研究所的网站上,该研究所提出了一个问题:"吸食大麻会成瘾吗?"同时,给出的答案是"会的"。美国国家药物滥用研究所声称,随着时间的推移,"吸食大麻对机体内源性大麻素系统的过度刺激,会导致大脑结构发生改变,从而导致成瘾。虽然吸食大麻成瘾已经干扰了吸食者生活的方方面面,但是他们就是不能停止吸食。"然而,美国国家药物滥用研究所在接下来的报告中,使用了"依赖"一词而不是"成瘾"。美国国家药物滥用研究所声称:"据估计,吸食大麻的人有 9％ 会产生依赖。"并补充道,"对那些十几岁开始吸食大麻的人来说,这一比例会上升到 17％。"

吸食大麻是否会增加患癌症的风险?

从历史上看,人们对吸食大麻最大的担忧,就是大麻可能会增加患癌症的风险。早在 2009 年,英国莱斯特大学的研究人员的确发现,吸食大麻会破坏体内的 DNA。进而,他们提出了一种理论上的可能性,即吸食大麻可能通过损伤 DNA 来诱发癌症。

已有的大量实验证据似乎并不支持这种理论。2006 年,加利福尼亚州的一项具有里程碑意义的研究显示,在人群研究中,一旦将吸烟的影响考虑在内,吸食大麻就不会产生额外的致癌风险。来自法国、密歇根大学、阿尔伯特·爱因斯坦医学院、加利福尼亚大学和其他医学中心的科学家们,在这项合作研究中纳入了1212名患有肺癌和口腔癌的患者以及1040个没有患这些癌症的人。

研究小组用一份标准化的调查问卷,调查了所有受试者吸食大麻的情况。当研究人员排除了吸烟这一因素时,罹患癌症和吸食大麻之间就不存在正相关关系。之前研究人员推测,长期大量吸食大麻会增加患肺癌和头颈癌的风险。但是,在控制了吸烟这一因素后,他们并没有发现任何证据支持上述这一假设。美国国家药物滥用研究所则采取了更加谨慎的态度,声称关于吸食大麻是否会提高患肺癌的风险,目前尚不清楚。

2009年,参与该研究的一些研究人员更专注于研究吸食大麻对患头颈癌风险的影响。他们汇总了一些其他研究的数据后总共纳入了超过4000名患有头颈癌的患者和超过5000个没有患头颈癌的人,并调查了他们吸食大麻的情况。结果再次证明,吸食大麻并没有增加患头颈癌的风险。

正如美国国家癌症研究所指出的那样,虽然细胞和分子生物学的研究表明,吸食大麻可能是致癌的因素,但是,支持这种因果关系的人群流行病学证据尚不充分。然而,2012年的一项研究发现,吸食大麻的男性患睾丸癌的风险有所增加,这可能是一个重要的例外。

吸食大麻是否会增加患精神分裂症和其他精神疾病的风险？

吸食大麻是否会增加人们患精神疾病,尤其是精神分裂症的风险呢? 这个问题引起了人们的密切关注。对老年人来说,医学上使用大麻可能并不会引起什么严重的精神疾病。但对一些将大麻用于消遣的青少年来说,由于他们的大脑仍在发育之中,而且他们的年龄正处在精神分裂症最易发病的阶段,这就可能致使吸食大麻和患精神分裂症关系匪浅。

2002 年,英国的研究人员进行的一项研究分析了 1969—1970 年被瑞典军队征召入伍的 5 万多人,他们中年龄在 18—20 岁的男性占 97％。研究人员发现,吸食大麻和较高的患精神分裂症的风险之间确有联系,而且吸食大麻的量越多,患精神分裂症的风险就越高,而且,这种联系不能用患者使用了其他药物或者患者自身的性格特征来加以解释。该研究结果发表在著名的《英国医学杂志》上。在该杂志的同一期,英国其他的研究人员发表的一篇研究论文也表明,在纳入研究的 759 名新西兰人中,青少年早期吸食大麻是患精神分裂症的一个危险因素。也就是说,15 岁时吸食大麻的人患精神分裂症的风险高于 18 岁以后吸食大麻的人。

2002 年,由荷兰、英国和法国的研究人员组成的另一团队也得出了类似的结论。这些研究人员分析了超过 4000 个没有患精神疾病的人和 59 个已被诊断出患有精神疾病的人,随访了所有的受试者 3 年内吸食大麻的情况。研究人员发现,吸食大麻会增加受试者新发精神疾病的风险,并且如果已经被诊断出患有精神疾病,那么吸食大麻会加重他们的临床表现。2004年,荷兰的另一个研究团队进行了其他 5 项研究,发现吸食大麻似乎增加了人们患精神分裂症的风险,特别是在易感人群中。2007 年,研究人员对来自其他 35 项研究的数据进行了荟萃分析,结果发现,如果一个人在他年轻时吸食大麻,那么他随后患精神疾病的风险会显著增加。该结果进一步强化了吸食大麻与患精神疾病之间存在着密切联系。

此外,还有其他的研究对上述这个观点进行了强化。例如,2010 年,澳大利亚的研究人员发现,15 岁左右开始吸食大麻的青少年,且一直吸食大麻到 20 岁,他们患精神疾病的风险是正常人的 2 倍多。2011 年,澳大利亚的研究人员汇总分析了 83 项研究的数据后得出结论,吸食大麻的人比不吸食大麻的人患精神疾病的年龄更早,大概早 2 年的时间。(有些研究人员则提出,有可能处在精神分裂症前期的青少年发现吸食大麻会消除他们的思维障碍,所以他们试图通过吸食大麻来对自己进行治疗。因此,就吸食大麻与患精神疾病之间的因果关系来说,我们很难分得十分清楚。)

如果吸食大麻会增加人们患精神分裂症的风险,随着吸食大麻的人越来越多,那么在大量人群中,精神分裂症的患病率应该会逐渐升高。然而,情况并非如此。

2009 年,英国基尔大学的研究人员研究了近 60 万 16—44 岁的人的医疗记录,他们占到整个英国 16—44 岁人口的 2%以上。研究人员发现,尽管 1996—2005 年吸食大麻的人数大幅增加,但是,在同一时间段,并没有精神分裂症或精神疾病的患病率明显增加的证据。

人们现在最新的想法是,如果吸食大麻和患精神分裂症之间确有联系,那么可能是由于精神疾病的遗传易感性因吸食大麻而加剧。如果吸食大麻者携带 $AKT1$ 基因的特定变体,那么其患精神疾病的风险就会显著增加。$AKT1$ 基因控制一种能影响神经递质多巴胺的酶,而多巴胺信号的改变与精神分裂症有关。每天吸食大麻的人和携带 $AKT1$ 基因特定变体的人,比很少或者根本不吸食大麻的人患精神疾病的风险要高出 6 倍之多。

同样,携带 $COMT$ 基因特定变体的吸食大麻的人,患精神疾病的风险也较正常人显著增大。$COMT$ 基因控制一种能分解多巴胺的酶。对携带 $COMT$ 基因的 Val 形式的 1 个或 2 个拷贝的人来说,他们如果在青少年时期吸食大麻,那么在成年后患精神分裂症的风险就会更高。

2014 年,哈佛医学院的研究人员进行了一项研究,结果发现,有精神分裂症家族史或许是吸食大麻者患精神分裂症的潜在病因,而吸食大麻本身不是。他们的研究结果支持了有关基因易感性的理论。

尤其重要的是,人们需要对吸食大麻与患严重的精神疾病之间的潜在联系进行更多的研究。与此同时,对于以吸食大麻为消遣的青少年,以及有精神分裂症家族史的人而言,面对吸食大麻的行为应该格外谨慎。但是,对出于医疗目的而吸食大麻的老年人来说,他们可能不必过于担忧。

吸食大麻是否会导致其他精神疾病？

目前,关于吸食大麻和焦虑或者抑郁之间是否有潜在联系,尚无定论。

早在 2002 年,澳大利亚的研究人员报告说,每周最少吸食 1 次大麻的青少年女孩,在接下来的 7 年里出现焦虑和抑郁的可能性是不经常吸食大麻的女孩的 2 倍。但另外的一些研究表明,虽然在一些刚开始吸食大麻的人身上确实会出现焦虑、偏执和定向障碍等问题,但在经常吸食大麻的人身上,这些症状并不常见。事实上,研究人员通过对现有数据的系统性综述发现,年轻人长期吸食大麻与社会心理的损害之间,并不存在较强的关联。换句话说,吸食大麻和抑郁、焦虑、有自杀念头以及青少年人格障碍之间是否存在潜在联系？迄今为止,人们对诸如这类科学问题仍然没有明确的答案。

吸食大麻是否会导致认知障碍？

吸食大麻能否引起认知障碍呢？这个问题也引发了人们的担忧。但同样地,目前答案尚不明确。

2002 年,哈佛大学麦克莱恩医院的研究人员对 122 个长期大量吸食大麻的人和 87 个少量接触大麻的人进行了一系列认知行为测试。正如假设的那样,在青春期早期开始吸食大麻的人,在认知行为测试中表现得更差一些,但目前还无法解释清楚这一现象。究其原因,可能在于大量吸食大麻的人在吸食大麻之前的一段时间里,认知行为的表现就已经很糟糕了。2008 年,澳大利亚的研究人员招募了 15 个 30 岁以上的男性受试者,他们平均每天吸食超过 5 支大麻,并且持续了将近 20 年。同时,这些男性受试者没有使用其他药物,并且也没有任何神经系统方面的问题。研究人员使用磁共振成像扫描技术对他们的脑部进行了扫描,并把这些人同 16 个年龄相似的、没有吸食大麻的男性受试者进行了对比研究。结果发现,吸食大麻的男性受试者脑部的杏仁核和海马的体积有所减小,这些脑区正是控制情绪和认知功能的关键脑区,这表明,吸食大麻可能对脑部的杏仁核和海马造成了损害。

2009 年,澳大利亚的另一个研究团队和爱尔兰的研究人员,使用功能性磁共振扫描技术研究时也发现,吸食大麻能引起人们脑部活动的显著变化。他们发现,在长期吸食大麻的受试者的脑中,有几个脑区的活动明显减少,特别是前扣带皮质和右侧岛叶皮质。2013 年,哈佛大学麦克莱恩医院的一项研究结果表明,开始吸食大麻的年龄是至关重要的,尤其是就脑白质的发育和冲动性的控制来说。这引发了人们的担忧。

2012 年,杜克大学儿童和家庭政策研究中心的研究人员分析了 1037 个从出生到 38 岁的人的数据。结果发现,那些在青少年时期就被诊断出有大麻依赖并继续吸食大麻的人,普遍存在认知功能下降的问题。

美国国家药物滥用研究所在其网站上指出,吸食大麻对脑功能的不良影响,包括思考困难、解决问题困难以及学习和记忆能力受损。美国国家药物滥用研究所还指出,当青少年大量吸食大麻时,吸食大麻对思维和记忆的影响可能是伴随其一生的,即使他们在成年后停止吸食大麻,思维和记忆能力恐怕也难以复原。

不得不说,这个问题是相当令人担忧的。但也有其他数据表明,一个人一旦停止吸食大麻,一些大脑认知功能就会发生改变,记忆就可能恢复正常。例如,圣迭戈的研究人员汇总了704 名吸食大麻者和 484 名不吸食大麻者的数据。结果发现,虽然长期吸食大麻者记忆新信息的能力有所下降,但其他认知功能却可能完全没有受到影响。牛津大学的一位药理学家在分析了相关数据后也得出结论,没有证据表明长期吸食大麻会导致人产生终生的认知功能障碍。

吸食大麻是否会引发心脏问题?

一般来说,吸食大麻引发心脏问题的风险似乎比较小。

研究表明,吸食大麻可以使心率和血压升高,并且人们在吸食大麻后的最初 1 小时心脏病发作的风险会增加。这提示,对高血压控制不佳或有心脏病的人来说,就应该更加谨慎对待吸食大麻这件事。吸食大麻也会降低血管壁的弹性,造成的后果是当吸食大麻的那个人突然站起身时,就可能导致血压骤然下降,从而产生危险。此外,也有少量的关于吸食大麻引发小中风(短暂性脑缺血发作)的报道。但在吸食大麻和因心血管疾病入院或死亡两者之间,看起来似乎并没有什么联系。

吸食大麻是否会引发呼吸系统疾病?

大麻进入人体的主要方式是吸入,吸食大麻是否会造成呼吸系统损伤呢？一直以来,人们对此问题还比较担心。

很显然,吸入药物由于存在损伤呼吸系统的风险,所以并不是一种很理想的给药方式。(吸入任何药物,不管是大麻还是其他镇痛药,如果目标是将药物迅速输送进大脑,那么吸入药物的给药方式恰好就能做到这一点。)

吸食大麻的人通常也抽烟,所以研究人员面临的一个挑战是,如何将吸食大麻与抽烟造成的呼吸系统损伤区分开来。新西兰的研究人员研究了来自4个组的339人,其中一组人只吸食大麻,一组人只抽烟,一组人两者都沾,还有一组人两者都不沾。2007年,这项研究的结果显示,就产生的呼吸系统气流阻塞方面的有害作用来说,吸食1支大麻相当于抽2.5～5支香烟。尽管抽烟与慢性阻塞性肺疾病有密切关联,但研究人员并没有发现吸食大麻与慢性阻塞性肺疾病有什么关联。

2012年,美国的研究人员对4个城市的超过5000名男性和女性受试者进行了研究并发现,偶尔和少量地吸食大麻对人的肺功能并没有什么不良影响。加拿大的研究人员在一项研究中,使用先进的吸烟机器来比较烟草和大麻的烟雾的主要成分。他们发现,大麻燃烧产生的烟雾中的胺类等物质的含量是烟草的20倍,但是,不同的是,大麻燃烧产生的烟雾中其他潜在的有害成分的含量反而比烟草低。但在另一项研究中,加拿大的另一个研究小组搜集研究了从1966年至2004年发表的有关大麻的有害作用的79篇研究论文。结果发现,长期大量吸食大麻的人中罹患支气管炎的人更多。吸食大麻确实会吸入跟烟草相同的许多成分以及高浓度的多环芳烃,而这些物质都是已知的致癌物。

但是,令人大吃一惊的是,研究人员发现长期吸食大麻没有造成任何明显的肺损伤,而且也没有发现吸食大麻与罹患肺癌之间有联系,而通常,这些疾病与抽烟之间是密切相关的。

6 西医治疗慢性疼痛

总体来说，西医治疗慢性疼痛的效果怎样呢？

西医治疗慢性疼痛并不是很有效。

在美国，特别是对慢性非癌性疼痛(主要包括腰痛、头痛、关节痛和颈痛)来说，西医疗法就不是很有效。事实上，患有慢性疼痛的人中有超过 28% 的人属于腰痛，另外 15% 的人属于颈痛。(慢性疼痛还包括不辐射到手臂或腿部的轴性疼痛，以及辐射到手臂或腿部的神经根性疼痛。)

根据《脊柱杂志》的报道，近年来，人们针对慢性疼痛已经研发了几十种介入治疗手段，进行了数千项科学实验。在美国，慢性疼痛也导致了数百万个工作日损失，以及产生了数十亿美元的医疗费用。但是，根据来自俄勒冈健康与科学大学、华盛顿大学、斯坦福大学、哈佛医学院和其他机构的研究人员的研究成果，这些治疗并没有消除患者的疼痛和功能障碍。

遗憾的是，另一个独立研究团队也得出结论，"在随机的、安慰剂对照的临床试验中，很少有非手术的介入疗法对治疗腰痛是有效的"。

西医治疗慢性疼痛的有些方法肯定是有效的，至少部分有效。 电刺激疗法的效果怎么样？

实际上，电刺激疗法的原理与用手轻轻揉搓痛处是一样的，只是刺激形式更加复杂而已。电刺激能够激活对温度、压力或振动作出反应的非疼痛神经纤维，这实际上会干扰神经系统,抑制疼痛信号的传递,从而抑制大脑对疼痛的感知。

在漫长的自然演化过程中,人类和其他动物都本能地通过轻轻揉搓痛处来减轻疼痛,而人类可以采用电刺激这种比揉搓痛处更复杂的形式。狗通过舔舐或轻揉受伤的脚爪来减轻疼痛,母亲通过轻抚孩子踢伤的脚趾和撞伤的膝盖来缓解孩子的疼痛。通过揉搓机体的疼痛区域来镇痛,这一现象可以用罗纳德·梅尔扎克和帕特里克·沃尔于 1965 年提出的著名的闸门控制学说来解释。

电刺激疗法是如何起作用的?

周围组织传递疼痛感觉信号的神经纤维和传递触觉、振动觉的非疼痛神经纤维,都汇聚在被称为脊髓背角的结构上。当非疼痛神经纤维被激活时,就可以掩盖掉来自疼痛神经纤维的输入信号。非疼痛神经传递的信号在本质上干扰了疼痛信号的传递。因此,从周围组织输入的新的非疼痛信号改变了向大脑传递的疼痛信息,即把"疼痛来了"的信号转换成"轻微的振动来了"的信号。换句话说,就是电刺激产生了白噪声,使得大脑无法识别传入的疼痛信号,从而产生镇痛效应。

何谓加扰器疗法?

加扰器疗法用到了一种刺激皮肤神经的装置,它可以通过放置在皮肤表面的电极来施加刺激并传递信号。一项小型的临床试验的结果表明,罹患疱疹后神经痛的患者在接受加扰器疗法治疗后,其疼痛评分迅速下降。另一项纳入 147 例各种慢性疼痛患者的研究表明,通过使用加扰器疗法,超过三分之一的患者的疼痛得到了有效缓解。

何谓经皮神经电刺激疗法？ 那也是某种形式的电刺激疗法吗？

经皮神经电刺激也是一种电刺激疗法。经皮神经电刺激采用一个小装置无创地通过皮肤传递微弱电流。经皮神经电刺激疗法的价格并不昂贵,而且风险很小。

经皮神经电刺激疗法有镇痛效果吗？

可能没什么镇痛效果。2007 年,一项综合了 38 项研究的数据的荟萃分析表明,经皮神经电刺激对肌肉骨骼疼痛有一定疗效。但是,其他大量研究数据表明,经皮神经电刺激在临床上并没有显著的疗效。2012 年 3 月,美国联邦医疗保险宣布撤销对大多数经皮神经电刺激治疗方案的覆盖。

周围神经区域刺激疗法有镇痛效果吗？ 它是另一种类型的电刺激疗法吗？

是的。

周围神经区域刺激是一种比经皮神经电刺激稍微更有创伤性的疗法。它是通过用注射针在皮下植入电极来对外周神经进行刺激的。植入电极后,外科医生撤回注射针,将电极连接到已植入皮下的电池组上。这个手术的缺点是,电极是可以移动的,可能会偏离它们原来被植入的地方。但是,它确实对缓解某些患者的疼痛有效果。在 2014 年的一篇论文中,奥地利的研究人员使用周围神经区域刺激疗法治疗 105 名患有慢性腰痛的患者,结果发现,周围神经区域刺激能够显著地缓解疼痛,减少了止痛药的使用量,这些结果具有统计学意义。

周围神经电刺激疗法有镇痛效果吗?

周围神经电刺激是一种创伤性更大的技术。有时候,周围神经电刺激是通过注射器针头完成的,但更多时候是通过一个开放的手术切口把电极直接植入神经组织。(与周围神经区域刺激一样,电极被连接到已植入皮下的电池组。)通常,医生先给患者植入临时电极观察一周,以确定它是否可以减轻患者的疼痛。如果确实可以缓解疼痛,那么就植入永久性电极。

周围神经电刺激疗法可以缓解短期的疼痛,但它的长期效果如何目前还不清楚。不足的是,这些电极也可以移动,特别是当电极被植入活动频繁的四肢时,它们经常移位。需要重申的是,周围神经电刺激的治疗效果往往是参差不齐的。

脊髓刺激疗法有镇痛效果吗?

脊髓刺激是最重要的电刺激疗法之一。脊髓刺激疗法是指通过注射针或开放手术将电极植入脊髓周围的硬膜外腔中的一种方法。这是一种永久性植入手术,并且该手术诱发并发症(感染、出血等)的风险较大,电极也容易移动。外科医生通常的做法是,首先给患者植入临时电极,以观察其对患者的疼痛是否真的有疗效,然后考虑是否给患者植入永久电极。

可悲的是,患有背部手术失败综合征的患者成为接受脊髓刺激疗法的主要对象;也就是说,这些患者先前已经接受过一次背部手术以缓解疼痛,但是治疗结果并不理想,甚至比手术前更糟糕。这种情况的发生有时是由于医生选择通过背部手术来缓解疼痛是错误的。有时,即便背部手术是合适的治疗方法,也并不会产生好的镇痛效果。人们不禁要问:外科医生是不是给患者做了太多的背部手术? 这也引发了人们越来越多的担忧。

从好的方面说,有几项研究已经证明脊髓刺激有缓解疼痛的治疗效果。最近的研究发现,脊髓刺激能够显著缓解糖尿病神经病变诱发的疼痛。如果患者的慢性疼痛非常严重,那么脊髓刺激还是值得一试的。与其他类型的疼痛相比,脊髓刺激和周围神经电刺激似乎对治疗神经性疼痛更有效。

那么,脑深部电刺激疗法有镇痛效果吗?

通常,脑深部电刺激也是对患者创伤较大的一种电刺激类型。其具体做法是,医生通过手术将一个刺激电极植入脑深部区域,对特定的脑核团进行电刺激。脑深部电刺激手术可以用于各种医疗目的,在临床上已经应用了长达几十年的时间,但是,目前尚不清楚它对慢性疼痛的治疗效果如何。当把电极置于侧脑室/中脑导水管周围灰质和感觉丘脑/内囊等脑区进行刺激时,患者的疼痛得到了明显的缓解,这项研究结果真是令人鼓舞。此外,对脑部运动皮质,而非脑部更深部位进行电刺激,也可能会缓解疼痛。但是,脑深部电刺激是一种创伤性的脑部手术,医生一般不到万不得已不会轻易给患者实施。

经颅磁刺激疗法在镇痛方面有何不同?

经颅磁刺激是一种无创伤性的手术,具体做法是将塑料包裹的金属线圈放置在头颅附近,用来在体内诱导电流产生以激活特定的脑区。人们既可以用经颅磁刺激对某些慢性疼痛进行诊断,也越来越多地把它用在对慢性疼痛的治疗上。

医生通过给经颅磁刺激的线圈通电使其传导强大的电流,从而产生一个可以穿透皮肤和头颅的磁场。

经颅磁刺激产生的电刺激可以降低脑部特定疼痛区域的兴奋性。而且,因为皮肤和颅骨不会对磁场产生反应,所以经颅磁刺激可以选择性地对脑区施加强大的电流刺激而不会引起疼痛。电休克疗法的刺激模式与经颅磁刺激疗法的刺激模式形成了鲜明的对比。电休克疗法直接使用电流刺激而不是通过磁场来对患者进行刺激,主要用来治疗严重的抑郁症。与经颅磁刺激不同的是,电休克疗法确实可以导致患者产生剧烈的疼痛。这也就是为什么电休克疗法要在患者全身麻醉的情况下进行。

在临床上,经颅磁刺激有相当好的镇痛应用前景,部分原因是它能非常特异地靶向某些脑区进行刺激,不像注射药物那样会扩散到全身各处。迄今为止,对经颅磁刺激的研究大多聚焦于对抑郁症的治疗。但是,研究人员现在正在研究经颅磁刺激用于缓解疼痛的潜力,包括使用一些手持式医疗设备进行治疗。具体做法是,患者可以在发病的关键时刻,比如在偏头痛发作的起始阶段,将手持式医疗设备放置在自己的头部进行刺激,这样就可以缓解头痛。

法国早期的一项研究表明,经颅磁刺激疗法确实可以短期缓解某些患者的疼痛。2004年的一项研究也得到了相似的结果,即经颅磁刺激可以短暂地缓解患者的慢性疼痛。2009年,一项覆盖其他5项研究的荟萃分析显示,与源自周围神经系统的疼痛相比,经颅磁刺激对源自中枢神经系统的疼痛似乎更为有效。

2010年的一项研究结果显示,偏头痛的患者接受经颅磁刺激治疗2小时后,疼痛得到了明显缓解。2010年,西班牙巴塞罗那的一项随机研究纳入了39例由脊髓损伤诱发神经性疼痛的患者,研究结果表明,经颅磁刺激结合"行走视错觉"的治疗可显著缓解患者的疼痛。(让在错觉组的患者观看一段用腿行走的视频,视频画面需要投射在患者自己的头部和躯干上,并呈现在镜子里,这样他们就可以想象"他们正在行走"的场景。)此外,2011年,法国和巴西的一项小型研究表明,重复经颅磁刺激治疗能显著降低肌纤维痛患者的疼痛强度。

但是,关于经颅磁刺激疗法产生的镇痛效果的持续时间,还有待观察。另外,也有一些研究结果并不乐观,2010年国际考克兰协作组织的一篇综述表明,经颅磁刺激至少在低频率时对治疗慢性疼痛是无效的。

重复经颅磁刺激是指将一系列脉冲在单个时间段内快速连续施加给患者,这种方法可能更有前景。经颅磁刺激与周围

神经刺激相结合的技术,可能比单独应用经颅磁刺激技术更能
有效缓解疼痛。

但是,到目前为止,经颅磁刺激疗法只能对靠近头颅的脑
区产生刺激作用,这是该疗法用于镇痛的一个潜在缺点。

何谓经颅直流电刺激疗法？ 它对治疗疼痛有效果吗？

经颅直流电刺激疗法是指对大脑施加较弱的直流电刺激,
来治疗多种疾病(包括疼痛)的一种相对较新的电刺激技术。
迄今为止,关于经颅直流电刺激的临床研究较少,且荟萃分析
表明,它的疗效尚无定论。纽约和波士顿几家医院的医生一直
在尝试使用这种技术。波士顿贝斯以色列女执事医疗中心的
研究人员已经证实,经颅直流电刺激技术可以有效缓解脊髓损
伤和肌纤维痛患者的疼痛。其他的研究人员也发现,经颅直流
电刺激技术对多种类型的疼痛都有治疗效果,包括多发性硬
化、三叉神经痛、中风后疼痛、背痛和肌纤维痛等,这些结果真
是激动人心。

注射技术治疗疼痛的效果怎么样？ 哪种注射有效，哪种注射无效？

研究表明,注射技术总体上对慢性疼痛患者的治疗效果有
限,并且其价格可能很昂贵。但是,我们要注意对几种不同类
型的注射技术加以区分。

注射类固醇药物能减轻疼痛吗？

硬膜外注射类固醇药物是指将类固醇药物注射到脊髓周围的空腔。这种疗法被用来治疗腰痛已经有超过 50 年的历史，也经常被用来治疗颈痛。事实上，对腰痛来说，硬膜外注射类固醇药物是全世界疼痛诊所最常用的治疗手段之一。

然而，2011 年《英国医学杂志》的一篇社论，对 35 项设计安慰剂对照的、探讨硬膜外注射类固醇药物的镇痛效果的研究的成果进行了荟萃分析。结果显示，硬膜外注射类固醇药物只对一半多一点的患者有镇痛效果。甚至在那些确实有镇痛效果的患者中，硬膜外注射类固醇药物产生的镇痛效果持续的时间很短，只有 8 周到 12 周。

挪威的研究人员进行了一项研究工作，他们将 461 名慢性腰痛患者分成了三组。第一组患者接受了背部皮肤下的"假"注射；第二组患者接受了硬膜外注射，但不是注射药物，而只是注射生理盐水；第三组患者接受了真正的硬膜外注射类固醇药物。那么，实验结果如何呢？就功能障碍、疼痛或生活质量评分等检测指标而言，三组患者之间没有显著差异。

重要的是，这项研究的结论与先前的一些研究结论相符合。20 世纪 90 年代，发表在《新英格兰医学杂志》的研究结果表明人们已经开始对注射类固醇药物的临床应用价值产生怀疑。虽然有一些数据表明，类固醇与局部麻醉药联合使用可能对缓解疼痛有作用，但是，在 2007 年，一项汇总了 30 项腰痛临床研究的系统性综述得出的结论是，注射类固醇药物并没有疗效。2008 年和 2010 年进行的一些其他研究,也得出了类似的结论。

2012 年,在一项关于硬膜外注射类固醇药物的镇痛效果的研究中,约翰斯·霍普金斯大学的一个研究小组对 84 名腰痛和坐骨神经痛患者进行了研究。结果发现,硬膜外注射类固醇药物可以在一定程度上缓解某些类型的疼痛,但是,这种镇痛效果是微弱的和短暂的,甚至也可能只是反映了机体自然愈合的过程。2013 年,其他一些研究人员也发现,硬膜外注射类固醇药物对缓解患者的疼痛没有什么疗效。

令人深感遗憾的是,不仅仅是硬膜外注射类固醇药物不能减轻脊柱疼痛,而且小面关节内注射类固醇药物也没有很好的治疗作用。(小面关节,是从椎骨突出的骨质物,有助于稳定脊椎。)

2012 年,曾经有 100 多名腰痛患者在注射了被污染的类固醇药物后感染了脑膜炎。这次的真菌性脑膜炎医疗事故还给了我们一个重要警示,即硬膜外注射类固醇药物也是有严重风险的。这一公共卫生事件激起了民众的愤怒,人们开始指责硬膜外注射类固醇药物是美国严重滥用的疗法之一。

注射神经阻滞剂能减轻疼痛吗?

普通的局部麻醉药,例如利多卡因和布比卡因,是医生通常使用的神经阻滞剂。局部麻醉药也是牙科医生在给患者的牙齿钻洞前,注射进疼痛区域的常用止痛药物。注射神经阻滞剂是指注射局部麻醉药用于诊断和治疗的相关操作。当注射局部麻醉药用于诊断时,通过对特定区域的暂时止痛,医生可以准确地判断到底是哪些神经痛。当注射局部麻醉药用于治疗时,它能暂时缓解疼痛。通常,医生会先测试一下局部麻醉药。如果局部麻醉药起作用,那么医生会注射无水酒精或苯酚(也叫石炭酸)来实施更持久的神经阻滞。现在,医生通过给患者安装一个便携式输药泵来提供麻醉药,对特定的神经进行持续的阻断,达到周围神经连续阻滞的效果。这种做法也越来越普遍。

神经阻滞可以有效缓解疼痛,其对某些患者的镇痛效果可以维持 6~12 个月。但是,神经阻滞疗法也存在风险,包括引起麻痹、给脊髓供血的动脉受损以及将无水酒精或苯酚意外注射进动脉血管等。总之,关于神经阻滞疗法缓解慢性疼痛是否安全有效,目前的证据还不够充分。

注射保妥适之类的肉毒毒素能减轻疼痛吗?

注射保妥适之类的肉毒毒素能缓解一些慢性疼痛,包括肌肉痉挛相关的慢性疼痛。2010 年,保妥适被美国食品药品管理局批准上市后,它便被用于治疗慢性偏头痛。但是,一项发表在 2012 年《美国医学会杂志》上的研究成果表明,保妥适对治疗慢性偏头痛的作用十分有限。而且,目前美国食品药品管理局尚未批准保妥适用于治疗颞下颌关节紊乱综合征。另一方面,一项小型的初步研究的结果显示,保妥适可能对关节炎疼痛有疗效。

迄今为止,人们尚未完全了解保妥适之类的肉毒毒素缓解偏头痛的机制。2014 年,哈佛医学院的研究人员提出,肉毒毒素选择性抑制能够感知机械压力引起的疼痛的感觉神经元。

何谓触发点注射？ 它对治疗疼痛有效果吗？

医生经常将生理盐水、局部麻醉药或其他药物注射进触发点,即触发点注射。触发点是指位于肌筋膜上的、对激惹疼痛刺激过度反应的小区域。目前很少有证据能表明触发点注射对治疗腰痛有效果。肌筋膜疼痛是指一种肌肉周围组织慢性疼痛。关于触发点注射对这种肌筋膜疼痛是否起作用,目前也尚不清楚。

何谓"自体再生疗法"？ 它能减轻疼痛吗？

自体再生疗法是指将免疫刺激性物质注射到韧带中,以触发一种可控的急性炎症反应。自体再生疗法是基于如下理论的:尽管注射的最初阶段会诱发疼痛感,但是过一段时间之后,这种注射会使韧带变得更强健,疼痛也会得到缓解。但是,国际考克兰协作组织对 5 项自体再生疗法研究进行的综述研究表明,自体再生疗法缓解疼痛的结果是阴性的。另外,2008 年和 2009 年的 2 篇综述研究也得到了类似的结果。2011 年,俄亥俄州立大学的研究人员发现,自体再生疗法是缓解患者疼痛的很有"前景"的疗法,关于自体再生疗法我们还需要展开更多的研究。

膝痛和其他关节的疼痛怎么办？ 注射技术能减轻这类疼痛吗？

也许有效果吧。

2012 年, 克利夫兰医学中心的研究人员回顾关于膝关节注射类固醇的研究, 并得出结论, 采用膝关节注射类固醇疗法来治疗类风湿性关节炎和骨关节炎, 能够缓解疼痛和改善机体功能。其治疗有效性有时能维持长达一年的时间。此外, 注射一种被称为透明质酸的润滑物质, 其有效性甚至可能更持久。

瑞士的研究人员在 2012 年汇总了 89 项研究的数据, 其中包含 12667 名患有膝骨关节炎的成年人, 有些研究因质量太差以致无法得出结论。膝关节注射透明质酸确实可以稍微减轻一些患者膝盖的疼痛, 但是反而会使另一些患者的疼痛加剧。2013 年的一项研究表明, 注射类固醇似乎对患有网球肘的患者没有什么治疗效果。

注射富血小板血浆可能对缓解关节的疼痛有所帮助。这项技术的具体做法是收集患者自己的血液, 使用离心法, 分离和浓缩血小板, 然后将血小板注射进患者的疼痛关节腔内。2013 年, 印度的一项研究发现, 注射富血小板血浆对患有膝骨关节炎的患者是有治疗效果的。遗憾的是, 在 6 个月后, 该疗法缓解疼痛的效果就消失了。在 2013 年的另一项研究中研究人员也发现, 注射富血小板血浆能够减轻患者的疼痛, 尽管该研究还混杂着一些其他结果。

干细胞注射疗法有助于缓解疼痛吗？

干细胞是指未分化的细胞,可分化成体内许多其他类型的细胞。近来,干细胞也越来越多地被用于缓解疼痛的研究。在一项临床试验中,接受手术切除部分膝半月板的膝关节炎患者在接受了注射干细胞治疗后,疼痛得到一定程度的改善。

干细胞注射疗法可能也有助于"重建"在骨关节炎关节中丢失的软骨。虽然医生试图通过简单地从患者自身关节中采集软骨细胞,将之进行体外培养,然后把它们注射回患者体内来作为丢失的软骨的替代,达到修复软骨的效果,但是这种方法主要是在软骨缺失面积较小的情况下才起作用的。近期,麻省理工学院的研究人员在《美国国家科学院院刊》上发表文章并提出,干细胞可以用来促使骨髓细胞表现得像软骨一样,并认为这是一种很有前途的修复软骨的方法。

美国杜克大学的研究人员已经证明,在小鼠身上注射一种被称为骨髓基质细胞的干细胞,可以减轻神经损伤引起的神经性疼痛。值得一提的是,这种干细胞注射疗法产生的镇痛效应可持续 4 周至 5 周,比通常注射标准药物产生的镇痛作用持续的时间要长得多。注射到体内的骨髓基质细胞似乎是通过提升体内一种被称为 TGF-β 的化学物质的水平而起镇痛作用的。TGF-β 是一种通过自身合成的抗炎化学物质,其在慢性疼痛患者体内通常存在自身的合成量不足的现象。此外,其他研究人员也已经证明,干细胞治疗可以减轻椎间盘退行性疾病所诱发的疼痛。

为什么不杀死神经纤维来消除疼痛呢？

在学术用语上，杀死神经纤维被称为去神经支配。通过杀死神经纤维来实现镇痛，是一个非常吸引人的想法，但是，这种方法对治疗慢性疼痛并不是很有效。目前，医生并不缺少杀死神经纤维的技术手段，例如注射无水酒精或苯酚、外科手术、激光和射频。有时候，去神经支配能缓解慢性疼痛，但有时候反而会加剧疼痛。如果医生切除周围神经，那么可能会导致形成神经瘤。神经瘤是神经组织过度生长形成的，它本身就可以成为疼痛的源头。(但是，切断面部三叉神经的分支却可以缓解患者的三叉神经痛。三叉神经痛是一种困扰患者的刺痛，而

杀死神经纤维的疗法有时能缓解慢性疼痛
Photo by Arseny Togulev on Unsplash

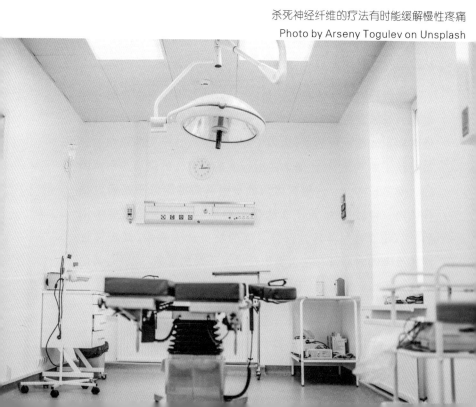

且该疗法的镇痛效果至少可以维持到神经再生之前,这是一个很重要的例外。)

但是,杀死神经纤维最大的问题在于,会影响周围神经纤维执行多种功能。如果医生切断神经,那么这会让患者无法感知所有传入的感觉刺激,而不仅仅是疼痛感。

杀死神经纤维疗法并不是对所有类型的疼痛都起作用。如果疼痛是由神经本身受损伤引起的神经性疼痛,那么切断神经纤维只会使病情变得更糟糕。究其原因,当受损的神经纤维重新长出后,它们有时比之前更容易受损。

杀死神经纤维可能也有助于缓解非神经性疼痛,如关节炎疼痛。当关节炎引起沿脊柱的小面关节疼痛时,支配小面关节的细小周围神经可以通过手术被安全地切断。事实上,切断这些细小的神经纤维已经成为医治某些类型的小面关节疼痛的标准疗法。

此外,从脊髓中间切断神经纤维在临床上也是可以实现的。这种手术被称为脊髓束切断术,已经在临床上应用了近100年,并取得了一些成功,特别是在那些预期寿命不长的晚期癌痛患者身上。传统上,由于外科医生执手术刀直接行脊髓束切断术,视野良好,所以外科医生可以看到患者的行为表现。当手术起作用时,该手术可以减轻患者沿受损脊神经处向下3个椎体范围的疼痛。然而,该手术的风险还是很大的,即切断脊神经可能会导致瘫痪和幻肢痛。

射频消融术是杀死神经纤维的更好的方法吗？

可能是。

越来越多的脊髓束切断术的手术通过运用射频的能量来进行。采用这种方法时，医生将含有电极的针通过皮肤插入（在 X 射线引导下）被认为是神经纤维的部位，然后打开射频电流，从而杀死神经纤维。射频能量造成一种可控的组织烧伤——热量是因电子迅速振动而产生的。比起简单地用无水酒精或其他化学物质浸泡神经，射频消融术是一种更精确的杀死神经纤维的方法。因为这些化学物质会到处扩散，在损伤目标神经纤维的同时，也会损伤目标神经纤维邻近的神经纤维。

但问题是，医生对于他们正在做的事情却是看不见的。通常，他们可以使用 X 射线来探测患者身上类似骨骼这样的结构，并且可以利用解剖学知识合理推测目标神经纤维与骨骼的关系。但是，医生通过 X 射线并不能观察到神经纤维本身。

为了解决这个问题，医生需要首先注射局部麻醉药来产生神经阻滞。如果局部麻醉能减轻疼痛，那么医生就能找到目标神经纤维的正确位置，进而可以运用射频消融术杀死目标神经纤维。2010 年的一项研究成果表明，在某些情况之下，医生可能并不需要做这个预备性的步骤——直接跳过这一步骤可以为患者省钱。但是，这项研究也揭示了一个令人沮丧的现实：超过一半的患者并没有从射频消融术中得到持久的镇痛效果。

根据 2010 年的一篇汇总了 10 项研究成果的综述,在某些情况之下,如腰部骶髂关节疼痛,射频消融术可以为患者提供一个合适的选择。但是,另一篇综述认为,射频消融术对缓解患者的疼痛没有什么帮助。显然,关于使用射频消融术来缓解慢性疼痛的机制,人们还需要展开更深入的研究。

外科手术治疗背痛的效果怎么样? 它有助于缓解疼痛吗?

有时候手术是有效的。但正如人们已经注意到的那样,有时候这种背部手术会使患者的疼痛情况变得更糟,从而造成背部手术失败综合征。

对医生来说,为患者实施背部手术确实可以带来可观的经济收入。就这种手术的费用而言,平均每位患者的花费大约是 7 万美元。近年来,世界范围内花费在背痛手术上的费用高达数十亿美元!

脊柱融合术是将两块相邻的椎骨连接在一起以增加脊柱的稳定性和缓解疼痛的手术。达特茅斯学院的研究人员发现,在 20 世纪 80 年代这种手术的数量急剧增加,在 20 世纪 90 年代则增加得更多。事实上,在 1992 年到 2003 年期间,美国用于腰椎手术的医疗保险赔付翻了一倍都不止。虽然这类外科手术数量激增,但是关于它能有效缓解疼痛的证据还不够充分。

在确定哪些人需要进行外科手术来治疗疼痛这方面，医生能否做得更好？

在理想情况下医生是能够做到的，但是，实际操作起来并不那么容易。令人惊讶的是，X 射线和核磁共振扫描的影像学结果与患者实际感觉到的背痛严重程度之间，没有相关性。例如，一些有轻微疼痛或没有疼痛的患者，他们的核磁共振扫描的影像学结果看起来很糟糕，而其他遭受严重疼痛的患者的影像学结果看起来并没有什么异常。

外科手术并不适用于某些类型的颈背部疼痛，是这样的吗？

这要视情况而定。

就源于损伤的神经根（即神经根病）诱发的颈部疼痛而言，如果手术的目的是解除神经根周围区域的压力，那么这类手术可能会有所帮助。但有研究显示，在两年后，与非手术治疗组相比，手术治疗组的患者并没有获得多大的益处。通常，对颈背部疼痛来说，最好的治疗方法是保守疗法，针灸、理疗、脊柱推拿疗法，换句话说，就是指那些可以使人感觉更好的同时身体也能自我疗愈的方法。

外科手术在什么时候进行才合适？它缓解疼痛的疗效怎样呢？

这些都是棘手的问题。而且，目前研究所得的结果混杂，结论不一。在 2000 年 3 月至 2004 年 11 月期间,达特茅斯学院的研究人员进行了一项临床试验,将来自美国 11 个州的 13 间脊柱诊所的 501 名背痛患者随机分成手术组和非手术组。基于持续性的疼痛评分和显示椎间盘突出的影像学扫描结果,所有患者都被认为是合适的手术候选人。椎间盘是缓冲组织,在椎骨之间充当减震器。如果椎间盘的外圈有裂口,那么其中柔软的中央部分就会凸出,并且释放出能引起剧烈疼痛的炎症化学物质。凸出的椎间盘也可以直接压迫小神经纤维或脊髓本身,这都会引起疼痛。

这项研究成果在 2006 年发表,目的是看哪一组(手术组或非手术组)的治疗在两年后的效果更好。首先发生了一件让人惊讶的事,即该临床试验并没有按照事先计划好的进行:被随机分配去进行手术的患者中,有一半的患者由于某种原因退出了,并且本不该做手术的患者中,接近三分之一的患者做了手术。更令人惊讶的是,在两年的随访过程中,两组患者的疼痛和功能障碍症状都得到了显著的改善。尽管手术组的患者的疗效稍微好一点,自我感觉恢复得更快些,但两组差别不大且没有统计学意义。

2009 年,俄勒冈健康与科学大学的研究人员从对 161 项随机临床试验的系统性综述中得出结论,通过手术缓解疼痛的效果具有不确定性。医生应该事先告诉准备做手术的患者以下事实:一般来说,患者通过手术缓解疼痛的好处是非常小或中等的。而且,手术并不能彻底解决大多数患者的疼痛问题。

当然,俄勒冈健康与科学大学的研究团队在此特别讨论的是脊柱融合术,而不是其他类型的背部手术,例如椎间盘切除术(指手术切除突出的椎间盘)。与对非特异性、非神经根性腰痛的患者行脊柱融合术相比,为椎管狭窄的患者行椎间盘切除术和减压术的镇痛效果要更好些。外科手术也可以很好地解决患者的其他问题,包括创伤和畸形。恢复患者背部的稳定性是外科手术最大的临床需求。

总的来说,脊柱融合术缓解腰部疼痛的治疗效果是有限的。人们对人工椎间盘的评论也是类似的。基本上,对治疗椎间盘退变引起的背痛来说,脊柱融合术应该是医生的最后选择,而不是首选的疗法。

疼痛和抑郁之间有什么关系?

疼痛和抑郁之间的关系是复杂的、真实存在的、双向的。患有慢性疼痛的人中抑郁的终生患病率要远远高于没有慢性疼痛的人,而有抑郁的人在受伤或患其他疼痛疾病后发展成慢性疼痛的风险也更高。与没有患抑郁的人相比,患有抑郁的人在较低的疼痛刺激强度之下感受到的疼痛更多。

流行病学证据表明,整体来说,慢性疼痛患者中,至少有20％的患者有严重的情绪问题。而对另外80％的患者来说,没有情绪问题的困扰的确是一个好消息。换言之,疼痛诱发的情绪问题并不是无法避免的。在初级保健诊所就诊的疼痛患者中,有情绪问题的患者比例较高,约40％。而在那些去疼痛诊所就诊的患者中,有情绪问题的患者比例更高,为60％～75％。然而,这些结果也提示,至少25％有严重疼痛的患者并不会产生严重抑郁或焦虑。

多年来，"躯体化"的理论得到了精神病学家和心理学家的共同运用和发展。该理论指出，当患者以躯体的症状来表达情绪的痛苦时，在很大程度上倾向于先出现抑郁症状，而慢性疼痛在随后表现出来。

在一项有趣的实验中，来自牛津大学和哈佛医学院的研究人员招募了 20 名健康的志愿者。研究人员先采用标准化量表来评估志愿者们的情绪状态，然后进行"情绪诱导"。情绪诱导是指让他们读出一些令人沮丧的句子，例如"我觉得自己一无是处"，同时让他们听令人压抑的音乐（以半速播放普罗科菲耶夫的《蒙古枷锁下的俄罗斯》）。另外一种情形是，让他们读"樱桃是水果"等中性的语句，并听欢快的音乐，例如来自德沃夏克的《新世界》交响曲的拉戈乐章。在这些过程中，志愿者躺在核磁共振成像扫描仪中，并接受疼痛刺激（热刺激）。

在志愿者情绪低落的时候，他们有更多消极的想法，并且对疼痛的感受明显更不愉快。此外，志愿者们的脑部扫描结果与他们的主观感受相一致，即前额皮质、前扣带皮质和海马的活动显著增强。换句话说，人的抑郁状态会使疼痛的主观感受更加糟糕。

然而，如今一个新兴的观点是，在大多数既患有疼痛疾病又患有抑郁的病例中，总是慢性疼痛的症状先出现，而抑郁等情绪问题随后才出现。

这种"疼痛导致抑郁"还是"抑郁导致疼痛"的问题，与"鸡生蛋"还是"蛋生鸡"的问题十分类似。不少研究人员已经开始尝试回答这个问题，其中最重要的一项研究包括职业性脊髓损伤致残的患者。研究人员发现,人在遭受工伤后更容易出现精神障碍,这表明,身体损伤可能是情绪问题的诱发因素,而不是后果。另一个例子是 2012 年波士顿的一项研究,其结果显示,患偏头痛的女性发展成抑郁的概率比没有患偏头痛的女性要高出 40%。换句话说,在大多数时候,抑郁一般出现在患慢性疼痛之后,而不是出现在患慢性疼痛之前。

即便上述这一结论并不正确,人们关于疼痛和抑郁哪个先出现的争论,也许本身并没有太大的临床意义。究其原因,当人罹患慢性疼痛后,人的活动就不能太多,自己的工作也做不好,也不能好好睡觉,甚至不能和朋友们一起出去玩,这是一个令人沮丧、使人抑郁的恶性循环。神经影像学的研究表明,当一个人陷入这种恶性循环时,他体内天然的止痛药(内啡肽)就变得不那么有效了。同样地,外源性阿片类药物(止痛药)也变得不那么有效了。

如果某人既患有疼痛疾病又患有抑郁,那么他应该接受双重治疗吗?

应该。

对于疼痛伴抑郁的患者,如果仅针对抑郁进行治疗,那么疼痛也可能会好一点,但疼痛缓解的程度可能不如抑郁。如果仅针对疼痛进行治疗,那么抑郁缓解的程度也不会很理想。这样一来,对疼痛伴抑郁的患者,应该进行双重治疗。

那么，这是否意味着要服用抗抑郁药？

并不一定。对于患疼痛伴抑郁双重疾病的患者，医生们也有许多好的非药物治疗方法，例如认知行为疗法。

从药理学的视角来说，抗抑郁药既有独立的镇痛效应，又能调节情绪。因此，根据经验法则，抗抑郁药可以作为同时治疗疼痛和抑郁的药物。

目前，市场上有各种不同类型的抗抑郁药，如被称为选择性 5-羟色胺再摄取抑制剂与 5-羟色胺和去甲肾上腺素再摄取抑制剂的这类药物是通过提高大脑内 5-羟色胺或去甲肾上腺素这些神经递质的水平来对抗抑郁的。

这些药物，尤其是 5-羟色胺和去甲肾上腺素再摄取抑制剂，也能在一定程度上抑制周围神经和脊髓向大脑传递疼痛信号。能同时缓解疼痛和抑郁症状的 5-羟色胺和去甲肾上腺素再摄取抑制剂包括度洛西汀、文拉法辛和米那普仑。（值得一提的是，度洛西汀不仅被批准用于治疗神经性疼痛，还能用于治疗肌肉骨骼疼痛，包括背部疼痛和关节疼痛。）

三环类抗抑郁药是指老式的抗抑郁药，它们也有助于缓解疼痛和抑郁症状。三环类抗抑郁药包括去甲替林、阿米替林、地昔帕明。在某些情况之下，三环类抗抑郁药产生镇痛作用所需的剂量可能比产生抗抑郁作用所需的剂量要小些。此外，三环类抗抑郁药的另一个效应是能改善睡眠质量，而慢性疼痛患者的睡眠质量总是受到严重的影响。

除抗抑郁药外,还有其他种类的药物也可能有助于缓解疼痛(特别是神经性疼痛)和抑郁症状。其中,一个重要的例子就是抗癫痫药,比如加巴喷丁等。与改善患者的情绪相比,加巴喷丁在缓解疼痛方面似乎更为有效。与之类似的是,抗精神病药物(如奥氮平)也可能有助于缓解疼痛和改善情绪问题,虽然这些功效还是有一些争议的。卡立普多、环苯扎林和安定则可能对严重的肌肉痉挛诱发的疼痛有一定疗效。

准确地分辨出不同药物的使用效果,其实并不是一件容易的事情。在一篇综述中,澳大利亚的研究人员汇总了来自 6 项研究的数据,并分别对另外 2 项研究的数据进行了分析。他们得出的结论是,抗抑郁药在缓解腰痛方面没有什么效果。一个来自英国的研究小组也做了一项回顾性研究,专门探讨抗抑郁药度洛西汀是否可以减轻糖尿病神经病变带来的疼痛或其他类型的慢性疼痛。他们得出结论,在每天服用 60 毫克的度洛西汀时(不包括较低剂量),虽然药物的副作用迫使 16% 的患者停止了服药,但是度洛西汀对缓解糖尿病神经性疼痛和肌纤维痛还是有效果的,这是一个令人振奋的消息。

另一项研究对 61 项随机对照临床试验进行了回顾性分析,包括了服用 20 种不同抗抑郁药的 3293 名神经性疼痛患者。结果表明,三环类抗抑郁药,如阿米替林和文拉法辛对缓解疼痛有一定的疗效。但是,该研究也表明,选择性 5-羟色胺再摄取抑制剂,如百忧解能缓解疼痛的证据还是非常有限的。

治疗疼痛伴抑郁的最好的方法可能是,将处理消极情绪、增加体育锻炼和放松肌肉等自我管理的技巧与服用抗抑郁药相结合。

对癌症化疗引发的疼痛，人们可以做些什么呢？

　　有时候，癌症患者的疼痛不是来自侵袭扩散的癌症本身，而是来自治疗癌症的各种手段，特别是化疗。

　　对大多数癌症患者来说，化疗不会导致周围神经病（对痛觉神经纤维的化学损伤）。但有些癌症患者会出现这种情况，而且有些患者最后会感到严重的肢体麻木和疼痛。而化疗引起的痛性周围神经病，是迫使癌症患者停止化疗的最常见的原因之一。

对抗抑郁与疼痛的最好办法是将抗抑郁药与自我管理结合，如增强体育锻炼
Photo on Pexels

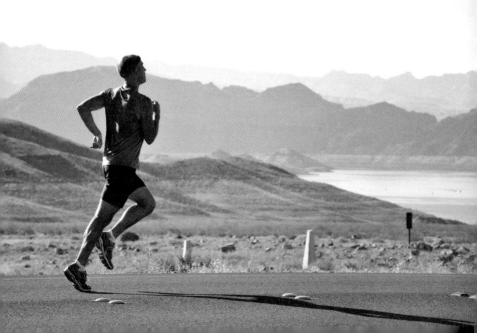

值得一提的是,临床上许多不同的化疗药物都会引发周围神经病。通常认为,化疗药物通过使神经细胞轴突中的线粒体(细胞中负责产生能量的细胞器结构)中毒而引起神经性疼痛。(神经细胞的轴突是来自胞体的长投射纤维,它将疼痛信号从一个神经细胞传递到另一个神经细胞。)

如果化疗真的杀死了所有的感觉神经纤维,那么按理说,患者对刺激不会感到疼痛,而是麻木。事实上,尽管神经细胞由于线粒体受损而能量缺失,但是它们并没有死亡,而是在一定程度上仍然发挥着传导疼痛的作用,所以,化疗患者还是能够感知到疼痛。化疗没有导致神经细胞直接死亡,而是导致神经细胞轴突退化,促使它们自发地放电,从而引起疼痛。目前,根据在动物模型上的研究结果,至少有两种药物能够保护线粒体免受这种中毒性损伤。其中一种是被称为乙酰左旋肉碱的膳食补充剂,它必须在化疗的同时服用,而不是在化疗后服用。另一种药物是奥利索西,目前它正被研究应用于各种神经系统疾病。此外,值得一提的是大麻二酚(大麻的一种成分)也可以预防化疗引起的神经性疼痛。

是否有新的止痛药正在研发中呢?

有的,虽然数量还不够多。

哈佛医学院和杜克大学医学中心的研究人员正在研究一些被称为消退素、保护素和巨噬素的化学物质。这些化学物质有潜力抑制失控的炎症,而炎症是诱发疼痛的主要原因。这些化学物质属于来源于 ω-3 多不饱和脂肪酸的脂肪介质,这类脂肪介质在鱼油中的含量非常丰富。有趣的是,研究证明,服用低剂量的阿司匹林可以提高体内消退素的合成量,而消退素等化学物质可以抑制炎症反应。

在世界各地,其他科学家正在研究阻断细胞因子和趋化因子的方法。人体内的这些细胞因子和趋化因子可以促进引起疼痛的炎症反应。

虽然将腺苷用于控制疼痛的治疗方案还存在不少问题,但是用腺苷来控制疼痛仍不失为一种很有前景的治疗策略。目前已上市的腺苷有 Adenocard、Adenoscan 和喷司他丁等品牌。最近,研究人员已经证明,针灸治疗可以通过触发体内腺苷的释放部分减轻疼痛。

在北卡罗来纳大学,研究人员正在寻找其他方法来促进体内腺苷的生成,包括一种叫作 PAP 的酶。一些研究表明,腺苷似乎比阿片类药物的镇痛效果更好。

另一个潜在的药物靶标是一种被称为 AC1 的酶。AC1 是神经细胞内的化学信使,能够增强疼痛信号的传递。阻断这种酶是一种潜在的止痛方法。

神经生长因子是体内生成的刺激神经生长的化学物质,也可以在疼痛中发挥重要作用。单克隆抗体是指设计成能附着在细胞上的微小标志物(蛋白质)的特异性分子,它可以通过阻断神经生长因子缓解疼痛。制药公司辉瑞花了数年的时间测试单克隆抗体他尼珠用于治疗骨关节炎引起的膝关节和髋关节的疼痛的疗效和安全性。在两项研究中,他尼珠对缓解这种骨关节炎引起的疼痛很有前景。

2010 年,在《新英格兰医学杂志》上发表的另一项研究成果也鼓舞人心。在这项研究中,研究人员观察了 450 名服用他尼珠的膝关节炎患者,发现患者的疼痛减轻了 45%～62%,这远远超过了阿片类药物所能达到的 30%。但是,长期来看,许多患者最终还是需要进行关节置换手术。究其原因,可能是该药物极大地减轻了疼痛,导致患者过度活动,进而严重损伤到膝盖和髋关节,最终需要手术治疗。此外,这个问题也可能是患者同时服用他尼珠和非甾体抗炎药引起的。

2010 年夏季,在美国食品药品管理局的要求下,制药公司辉瑞暂停了使用他尼珠治疗关节炎、背痛和糖尿病神经病变的研究。2012 年秋季,美国食品药品管理局又允许制药公司辉瑞恢复这项研究。这项研究的最新结果很好。2013 年,一项新的研究发现,他尼珠在缓解髋关节疼痛方面的效果优于安慰剂。

Nav1.7 是一种能触发疼痛信号的钠通道。最近的研究表明,一种作用机理独特的、靶向钠通道 Nav1.7 的单克隆抗体,似乎能够阻断周围神经和脊髓部位的疼痛信号,产生镇痛效应。

那些不是专门设计来治疗疼痛的药物, 会有助于缓解疼痛吗?

是的。

起初为其他医学问题而研发的许多药物也可以缓解患者的疼痛,并可以合法地用于此目的。在某些情况之下,美国食品药品管理局会将缓解疼痛的适应证添加到这些药物上。在其他情况之下,有些药物并不是被特定地批准用于缓解疼痛,但可以超适应证使用于治疗慢性疼痛。

抗癫痫药就是一个很好的例子。加巴喷丁可以有效缓解疼痛。和它结构类似的药物普瑞巴林,经常被用来治疗肌纤维痛。(美国食品药品管理局已经批准将加巴喷丁和普瑞巴林用于缓解患者的疼痛。)

非处方类止痛药的效果怎么样?

许多人虽然非常害怕阿片类药物,但是他们通常对非处方药,似乎并不害怕,尤其是对乙酰氨基酚(泰诺的主要成分),这真是莫大的讽刺。医生优先选用这些非处方药帮助患者缓解度疼痛及许多类型的疼痛。然而,对腰背痛患者来说,对乙酰氨基酚似乎没有什么效果。

尽管阿片类药物的医疗风险已被广泛宣传,即其引起特异性器官毒性,如对肝脏、肾脏、脑或其他器官的损伤,但长期过量服用对乙酰氨基酚却能造成特异性器官毒性损伤。

使用对乙酰氨基酚的风险是什么?

对乙酰氨基酚是泰诺的有效成分。但是,对乙酰氨基酚存在于很多药物中。对乙酰氨基酚不仅仅在泰诺这种药物中存在,它还混合在许多类型的药物中,如感冒药、止咳药,以及维柯丁、洛塔布、扑热息痛、泰勒宁和丙氧酚等阿片类药物,这也是对乙酰氨基酚的风险所在。

2008 年,根据美国食品药品管理局的数据,对乙酰氨基酚在美国就销售了 250 亿剂。一方面,对乙酰氨基酚本身单独使用还是相当安全的。另一方面,对乙酰氨基酚掺在许多其他的药物中,并且它有一个较小的治疗指数,这使它成了潜在的危险因素。

事实上,对乙酰氨基酚是导致急性肝衰竭的主要原因。根据美国联邦政府的统计数据,每年有大约 3 万名住院患者的病因与过量服用对乙酰氨基酚有关。特别是对乙酰氨基酚和酒精一起使用是非常危险的,这就是为什么美国食品药品管理局很直白地提醒大家:"在服用含有对乙酰氨基酚的药物期间,千万不要喝酒!"

2011 年 1 月,美国食品药品管理局发布了一项安全公告,要求制药公司将联合使用的药品中添加的对乙酰氨基酚的含量限制在每剂 325 毫克,并要求在包装上印刷警告标识,以强调对乙酰氨基酚可能导致患者出现严重肝损伤的潜在风险。

根据国际在线新闻组织 ProPublica 的一份调查报告,美国食品药品管理局的这种限制只适用于含有对乙酰氨基酚的处方药。而值得注意的是,含有对乙酰氨基酚的非处方药才是一个更严重的问题。

这就造成了一种情况,即对于许多慢性疼痛患者,必须限制像维柯丁这样的止痛药的使用剂量,不是因为该药里面含有的阿片类药物成分,而是因为里面含有的对乙酰氨基酚,这听起来好像有悖常理。

2013 年,美国食品药品管理局经过长时间审查后否决了其咨询委员会的投票,最终批准了一种新的止痛药 Zohydro,这引起了公众的争议。Zohydro 的主要特性是它只含有氢可酮,而没有添加对乙酰氨基酚。反对阿片类药物的活动人士对此表示愤慨,而许多疼痛医学专家则非常赞同这一行为,并且认为批准只含有氢可酮的止痛药是疼痛医学向前迈进的重要一步。(近期,社会大众的激烈争论导致这些药品的销售状况不佳,促使 Zohydro 的制造商 Zogenix 在 2015 年 3 月将该药物出售给了另一家公司。)

非甾体抗炎药的安全性怎样?

布洛芬是最为人们所熟知的非甾体抗炎药,它是美林和雅维的主要成分。非甾体抗炎药也不是没有风险的。有研究表明,非甾体抗炎药可引起严重的和潜在致命性的胃肠道出血。2005 年 4 月以来,美国食品药品管理局要求在非甾体抗炎药的包装上印刷警告标识。美国胃肠病学会在其 2009 年发布的指南中指出,每年有 10 万人由于胃肠道出血或穿孔而住院,并导致 7000 人至 1 万人死亡,高危人群更要特别注意。

不幸的是,正如美国老年医学会在 2009 年发布的指南中提到的,年龄的增长使非甾体抗炎药引起胃肠病的风险升高。在 16 岁至 44 岁的人群中,发生严重的非甾体抗炎药相关的胃肠道出血的比例为 0.05%,死亡风险为 0.01%。在 75 岁以上的人群中,发生严重的非甾体抗炎药相关的胃肠道出血的风险是 0.91%,死亡的风险是 0.15%。这样的风险令人警醒:一些老年人在疼痛时不能服用非甾体抗炎药,加上没有其他更好的选择,所以他们不得不使用阿片类药物。但是,提倡老年人服用阿片类药物会造成潜在的利益纠纷:根据 2012 年 5 月《密尔沃基哨兵报》的报道,2009 年以来,美国老年医学会从阿片类药物的制药公司获得了 34.4 万美元的资助。

2011 年,丹麦的一项纳入 32000 名患者的大型临床研究的结果表明,非甾体抗炎药还有增加心脏房颤(可能增加中风风险的异常心律表现)的潜在风险。其他的研究人员也对非甾体抗炎药引发心脏病的风险表示了担忧。2010 年,丹麦的另一项研究表明,非甾体抗炎药会提高患心血管疾病的风险,其中罗非昔布和双氯芬酸的风险较高,而萘普生的风险较低。

2011 年,瑞士的研究人员汇总分析了 31 项临床试验的数据,共纳入服用不同非甾体抗炎药的 116429 名患者。结果再次证明,罗非昔布与心脏病发作的最高风险有关,布洛芬与中风的最高风险有关,而萘普生的有害作用似乎是最小的。

最近,加拿大的研究人员研究了在 270 万人中使用非甾体抗炎药的情况——这是迄今最大规模的研究。该研究得出了相似的结论,即萘普生和低剂量的布洛芬增加心血管疾病风险的可能性较低,而双氯芬酸的风险要大一些。英国的研究人员也对这一问题进行了研究,他们对纳入超过 30 万名患者的639 项随机临床研究进行了荟萃分析。结果显示,使用非甾体抗炎药会使人们发生主要心血管疾病的风险增加约三分之一,包括非致命性心脏病发作、中风和死亡。2015 年 7 月,美国食品药品管理局强调并警告,非甾体抗炎药会诱发心脏病。

敷于皮肤上的外用止痛药的效果怎么样？

通常，外用止痛药的效果明显优于口服止痛药。人们口服止痛药后，其化学成分通过肠胃吸收，进入血液循环，然后，药物通过肝脏分解处理，其活性成分的浓度降低为原来的一半。这意味着，一半剂量的口服药物在开始发挥止痛作用前就被身体代谢掉了。

如果药物通过皮肤直接吸收，那么就可以使用较小的剂量。最简单的方法是外敷冰块，用来抑制炎症和减少热量，从而缓解肌肉酸痛。非处方的外敷药含有薄荷醇或樟脑等成分。

辣椒素是用于驱赶拥挤人群的辣椒喷雾剂里的物质，对缓解疼痛也是有效的。外敷辣椒素通过破坏一种特殊类型的痛觉神经纤维，来达到缓解疼痛的目的。

含有局部麻醉药利多卡因的药膏和贴片，对患者轻微的疼痛也是有效果的。另一方面，水杨酸类皮肤乳膏，如 Asper-creme 等，似乎对缓解骨关节炎疼痛并没有什么帮助。

基因治疗可以减轻疼痛吗？

基因治疗减轻疼痛应该是很有潜力的疗法。

基因治疗是一种基于基因技术来治疗或预防疾病的实验性疗法。研究人员正在探索一种新技术，比如用健康的基因拷贝替换患者的致病基因，或使有缺陷的基因失活，或者在患者体内插入一个新的基因。

　　在麻省总医院,研究人员正在使用腺相关病毒来治疗施万细胞瘤。这是一种在神经组织中生长的良性肿瘤,会引起严重的疼痛。腺相关病毒携带一种基因,其编码的酶能够吞噬肿瘤。其他研究人员正在测试一种疱疹病毒,可以将抑制疼痛的基因转染到神经细胞中表达。

冰敷可以缓解肌肉酸痛
Photo by it's me neosiam from Pexels

斯坦福大学的科学家们正在探索一种叫作光遗传学[①]的复杂的先进技术，并采用光刺激来调控疼痛信号，这是基因治疗的另一个里程碑式的重要节点。研究人员将一种编码光敏感通道的基因插入腺相关病毒，并在神经组织表达该蛋白。研究人员将携带视蛋白的腺相关病毒用一根像人的头发一样细的针头注射到小鼠的坐骨神经中。根据标准的实验方法，通过外科手术来轻轻压迫小鼠的坐骨神经，以诱导出神经性疼痛。几周后，该小鼠被放入一个有机玻璃底的笼子里，这样光线就能从下方照到小鼠的后爪上。当研究人员使用一种视蛋白并用蓝光透过玻璃进行刺激时，小鼠的疼痛神经纤维会变得活跃，从而疼痛感增加。当研究人员使用另一种视蛋白并用黄光透过玻璃进行刺激时，疼痛反应就能被抑制。

最后，关键的一点又是什么呢？

要想找到更安全、更有效的镇痛方法，西方医学还有很长的路要走。而只有在政府和私人大量投资的情况下，疼痛医学才能取得真正意义上的进步。

---

① 光遗传学通过结合光学及遗传学的技术，精准控制特定细胞在空间与时间上的活动。其在时间上精准程度可达到毫秒，而空间上则能达到单一细胞大小。例如，将光敏感通道表达在神经元里，如果接受蓝光照射，那么在 50 毫秒内，就打开通道，使钠、钾阳离子流入细胞内，引起神经元去极化而产生激活作用，从而用蓝光准确控制何时活化神经元。将嗜盐细菌视紫红质表达在神经元里，如果接受黄光照射，那么就打开通道，使氯离子流入细胞内，神经元超极化而产生抑制作用，从而用黄光准确控制何时抑制神经元活动。——译者注

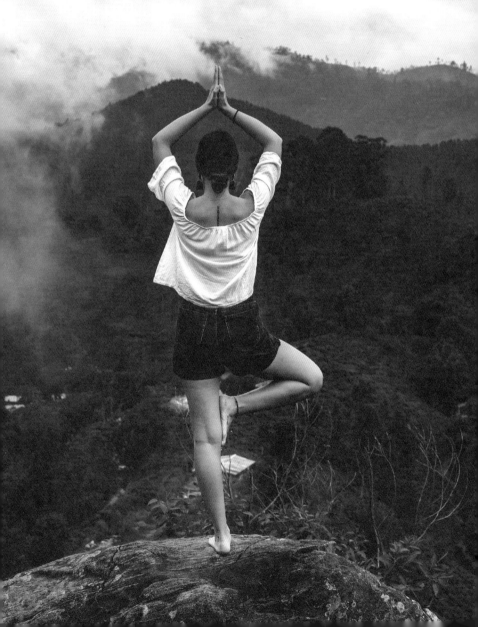

7 补充和替代医学治疗慢性疼痛

何谓"补充"医学、"替代"医学或"整合"医学？

　　这些名词经常令人困惑。但是,现在人们一般使用"补充"和"整合"这两个术语来表达一些与主流医学一起使用的医疗手段,但不是"替代"主流医学的医疗手段。这些补充医疗手段包括针灸、按摩、意象引导、催眠、冥想、瑜伽等。补充医疗手段的列表在一直加长。

补充医学疗法有多受欢迎呢？

　　可以肯定的是,补充医学疗法非常受欢迎,尽管支持其疗

越来越多的人将瑜伽作为一种补充医学疗法
Photo by Mikita Karasiou on Unsplash

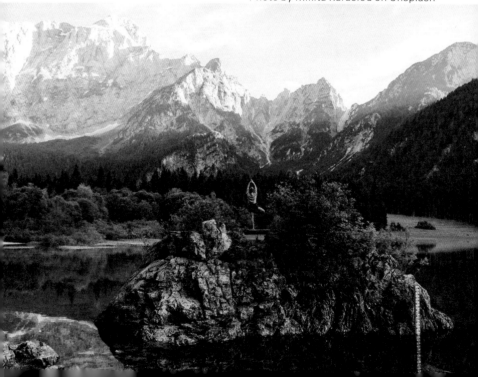

效的证据五花八门。目前,补充医学疗法得到了近 40％ 的美国成年人的青睐,而促使他们这样做的主要原因是慢性疼痛。

最新数据显示,美国人越来越多地消费鱼油、益生菌和褪黑素等产品,并且他们开始避免使用疗效可疑的产品,例如葡糖胺、软骨素和紫锥花等。在当今美国,练习瑜伽和冥想的人的数量正在飙升。据统计,在美国,约有 2100 万成年人在练习瑜伽,约有 1800 万人在修习冥想。另据统计,美国成年人中约有 2000 万脊柱推拿疗法爱好者,表明该疗法仍然非常受人们欢迎。

总体来说,补充医学疗法有多大的治疗效果?

通常看来,补充医学疗法的治疗效果变化很大。但是,总体上来说,支持补充医学疗法有效性的证据是有限的。

当《消费者报告》在线调查了 45601 名订阅者,并询问补充医学疗法在他们身上的疗效如何时,订阅者报告说,补充医学疗法对大多数调研的疾病的疗效远远不如处方药。

虽然以上调查结果发出了警告,但是支持补充医学疗法的证据看起来似乎是足够强大的。2014 年 9 月,美国国立卫生研究院和退伍军人事务部启动了一项为期 5 年、耗资 2170 万美元的项目,共涉及 13 项研究课题。该项目以回国的军人为研究对象,评估脊柱推拿疗法、自我催眠、冥想和其他疗法作为阿片类药物的替代疗法的有效性。(从伊拉克和阿富汗返回的军人大约一半患有慢性疼痛,比正常人群的疼痛患病率高得多。)美国海军和陆军已经在使用针灸来为慢性疼痛患者治疗。

我们介绍一下非常有前景的疼痛治疗方法。对肌纤维痛来说,轻度体育锻炼,如太极拳、瑜伽,按摩和针灸可能会有效果;对头痛来说,一些膳食补充剂可能会有效果,放松训练、生物反馈、针灸和脊柱推拿也有一定效果;对腰背痛来说,认知行为疗法、体育锻炼、脊柱推拿和跨学科康复训练可能会有效果,针灸、按摩和瑜伽也有一定效果;对骨关节炎来说,体育锻炼(特别是太极拳)和力量训练可能有一定效果,并且在某些情况之下,针灸也可能有一定效果;对类风湿性关节炎来说,膳食补充剂 ω-3 脂肪酸可能有一定效果。

何谓针灸?

针灸是中国古老的中医疗法,将细针插入皮肤 360 多个特定穴位中的一个或多个穴位,这些穴位位于 12 条经络上,通过这些经络,一种叫作气的能量在其中流动。

在中医理论中,针灸的治疗作用在于使体内阻滞的气变得通畅。

针灸有效吗?

概言之,针灸对治疗某些疾病是有效的,尽管一些怀疑论者可能不认同。但越来越多的实验证据表明,在某些情况下,针灸的确有所帮助,并且比安慰剂的效果更好。

具体来说，针灸能够缓解疼痛吗？

答案是肯定的。

人们如果想凭借已发表的研究论文将这个问题阐述清楚，将是很困难的。这是为什么呢？部分原因是对于该领域研究论文的发表，人们存在一些系统性偏见。多年来，鉴于某些媒体轻信并大肆炒作关于针灸的神奇故事并且希望从科学或医学期刊中获取蛛丝马迹，这些期刊也就更有可能发表关于针灸有效的肯定结果。因此，关于针灸无效的否定或不确定的结果，可能永远不会被科学或医学期刊发表。国际考克兰协作组织是一个分析研究结果的国际非营利组织，当其研究人员花费大量时间对多项研究结果同时进行系统分析时，他们发现，支持针灸有效性的证据变得不那么明确了。[①]

为了评估针灸的疗效，研究人员面临的问题之一是决定设置什么样的对照组。仅仅将针灸组与不进行针灸组的患者进行比较吗？可能不行。如果这样做的话，人们可能会遗漏许多细微的影响因素，如针灸过程中使人平静的仪式可能产生的作用。更好的做法是将真正的针灸——将针插入已知的穴位——与假针灸进行比较。假针灸可以通过各种方式进行，包括用牙签扎在真正的穴位上，但不能穿透皮肤，或将针灸针刺入皮肤，但是扎在穴位以外的地方，甚至使用非穿透性的假针扎在真正的穴位上。（使用假针的原理是，针在套轴内向上滑

---

① 中医针灸已于 2010 年申遗成功。——译者注

动,看起来真的像是插入皮肤了。)

此外,一些研究人员还使用激光进行假针灸。如前所述,使用牙签的假针灸可以轻微刺激皮肤进而刺激神经系统,与之不同的是,使用冷激光不会产生明显的感觉,因此可以更好地对照。另一方面,真正的电针法指通电让微小电流通过针灸针,而假电针法是指插入针头并打开电刺激仪器,所有铃声和信号声均存在,但实际上并没有连接电线,也就是说,没有电流通过针灸针。一些研究人员也对两组的疗效进行了比较和研究。

如果中医理论是正确的,那么按理说,真正的针灸应该比假针灸的效果更好些。有时,人们所得的实验结果确实如此。例如,对术后疼痛来说,研究人员通过对 15 项随机临床试验进行系统性评估发现,与假针灸相比,接受真正的针灸治疗的患者对阿片类药物的需求量减少了,同时也报告其疼痛明显减轻了。对膝骨关节炎来说,与假针灸相比,接受真正的针灸治疗的患者疼痛得到了缓解,身体功能也得到了改善。对腰背痛和下颌的肌筋膜疼痛来说,情况也是如此。

但是,在其他情况下,当研究人员将真正的针灸与假针灸进行比较时,出乎意料的事情发生了。虽然真正的针灸疗法对疼痛的缓解通常优于常规护理,但假针灸几乎同样有效,这真是令人费解。例如,在西雅图的一项有趣的研究中,研究人员招募了 638 名患有慢性背痛的成年人,并将他们随机分配到个性化针灸、标准化针灸、假针灸或无针灸 4 个组中。针灸组患者先每周治疗两次,治疗 3 周,然后每周治疗一次,治疗 4 周。7 周后,除了没有接受针灸的患者,其他各组的每个患者感觉都好多了。一年后,尽管针灸改善疼痛症状的一些最初效果已经消失,但是在改善背部功能方面,所有的针灸组患者的表现仍然要好一些。

如果假针灸与真正的针灸的效果一样好,这意味着什么呢?难道说任何古老形式的皮肤刺激都有治疗效果吗?难道是安慰剂效应介导了针灸的治疗效果吗?难道在针灸中起作用的是一些未知的机制?如果针灸治疗疾病的效果是真实的,那么还有谁会在乎这些问题呢?

科学家们会在乎。

在一系列现在被视为经典的实验中,中国的研究人员将两只动物的循环系统连接起来,但是仅对其中一只动物进行针灸治疗。两只动物均表现出较少的疼痛反应。他们由此假设,针灸使动物体内的内啡肽增加,内啡肽通过连接的循环系统从接受针灸的动物扩散到未接受针灸的动物,进而导致两只动物的疼痛阈值都升高了。(内啡肽是身体对疼痛刺激作出反应而产生的内源性阿片样物质。)

科学家们推断,如果针灸确实刺激了内啡肽的释放,那么阻断阿片类药物作用的药物也会阻断针灸的止痛效果。正如许多实验结果所显示的,一种阻断阿片类药物作用的药物纳洛酮,确实会阻断针灸的止痛效果。

最近,密歇根大学的研究人员使用脑扫描技术发现,与假针灸相比,真正的针灸可以增加控制疼痛的脑区的 μ 受体,这是内源性阿片样物质可能起作用的另一迹象。

针灸也可能通过释放其他的化学物质来缓解疼痛。在小鼠身上,针灸刺激腺苷的释放,而腺苷是一种内源性的强止痛物质。在一项人体实验中,研究人员发现,如果将针灸针插入足三里穴并且转动针头,针灸会刺激内源性腺苷的释放。令人好奇的是,外源性咖啡因的摄入可能会抑制腺苷的信号,从而减弱针灸镇痛的效果。

在所有关于针灸的实验研究中,涉及脑部扫描的实验研究结果是最令人鼓舞的,包括功能性磁共振成像、正电子发射体层摄影和其他影像学方法。这些技术可以实时显示针灸过程中脑部发生的变化,特别是在涉及疼痛信号处理的脑区。

波士顿麻省总医院的研究人员发现,对手腕关节疼痛患者施以针灸可以减轻疼痛和麻木感,并将疼痛患者的脑部扫描影像模式恢复到更加正常的模式。波士顿的其他研究人员已经表明,与假针灸相比,接受真正的针灸治疗的患者的脑下行神经通路发生了改变。

那么,人们可以得出结论说,针灸确实能够镇痛吗?

目前,仍有一些评论者认为,通过针灸缓解疼痛的科学证据只是"尚可",甚至没有任何益处。但是,国际考克兰协作组织的两则评论显示,针灸缓解疼痛是有可能的。其中的一篇评论发现,针灸对缓解颈部疼痛有一定的疗效。另一篇汇总了35项随机研究的独立评论发现,与假针灸相比,真正的针灸可以短期缓解腰背痛。还有另一篇汇总了15项随机对照研究的综述得出结论,真正的针灸比假针灸更有效,并减少了术后患者对止痛药的需求量。

最近，来自纪念斯隆-凯特琳癌症中心的研究人员，对以前发表的随机研究中近 18000 名患者的数据进行了回顾性研究，结果发现，对慢性背部和颈部疼痛、骨关节炎、慢性头痛和肩痛来说，真正的针灸治疗的效果要优于假针灸和无针灸。此结果明确显示，针灸的疗效应该不仅仅源于安慰剂效应。

针灸是否安全可靠？

就像其他任何事情一样，针灸并非完全没有风险。尽管针灸很少导致严重不良反应，但已有针灸诱发气胸或肺衰竭的病例报道。据一位研究人员统计，自 2000 年以来，在已发表的报告中有 5 例与针灸相关的死亡案例。但是，请注意，针灸治疗的是数以百万计的庞大的患者群体。概言之，针灸产生的副作用较小也较罕见，包括症状的暂时恶化、疲劳、酸痛、瘀伤、肌肉抽搐、头晕和情绪失控等。

按摩对慢性背部和颈部疼痛有治疗效果吗？

是的，按摩对缓解慢性背部和颈部疼痛有一定的疗效。

和针灸一样，按摩也在蓬勃发展。这是一个每年带来数十亿美元产值的巨大产业，从尚可的到强有力的证据表明，按摩对背痛是有一定疗效的。就治疗慢性疼痛来说，按摩得到了美国医师协会和美国疼痛学会的支持。

不幸的是，尚没有很好的证据表明按摩对急性疼痛有较好的疗效。

是否存在一种形式的按摩疗法比其他形式的按摩疗法有更好的治疗效果？

这还不太清楚。

瑞典式按摩侧重使用长距离冲击、揉捏和深度圆弧运动，而结构性按摩旨在矫正异常的软组织。通常，结构性按摩要求按摩师接受更多的专业培训，费用一般可由医疗保险公司报销。来自西雅图的研究人员在一项研究中将瑞典式按摩与结构性按摩进行了比较研究。

两个按摩组患者每周一个按摩疗程，共治疗 10 周。而对照组患者接受的是常规护理。在为期 10 周的研究结束时，两个按摩组患者的功能障碍和疼痛都得到了显著改善。患者的身体功能恢复得更好，卧床时间更少了，服用的抗炎药也更少了。但是，两个按摩组之间并无显著性差异。

其他研究人员发现的证据表明，瑞典式按摩可能会通过刺激体内有益激素的释放来产生某种特殊的效果。在洛杉矶的一项研究中，研究人员让 53 名健康成年人进行一次 45 分钟的瑞典式按摩，或者接受一次 45 分钟的手背轻抚。（轻抚实际上是用于形成安慰剂效应。）研究人员在治疗前后采集患者血液样本，以便确定某些激素和白细胞的水平。

然而，出乎意料的是，结果发现，各组之间的压力荷尔蒙皮质醇的水平并没有显著的差异，尽管人们通常预期总体压力会减轻。但是,那些接受瑞典式按摩的患者体内的血压调节激素(即精氨酸血管升压素)以及某些促炎化学物质(促炎性细胞因子)的水平显著降低了。

美国 15 家医院的研究人员对 380 名晚期癌症患者进行了另一项研究,在 2 周的时间里,随机安排他们接受了 6 次 30 分钟的按摩或轻抚。结果发现,两组患者的疼痛和情绪都迅速得到了改善,但按摩组的效果似乎更好些。

对缓解颈部疼痛的按摩来说,似乎更长时间和更频繁的按摩可以提供更多的益处。最近,研究人员发现,每周进行 2~3 次 60 分钟的治疗,与较少次数或较短时间的治疗相比,缓解疼痛的效果更好。即使患者接受每周 1 次且每次 60 分钟的按摩,也能显著缓解膝骨关节炎引发的疼痛。

尤其重要的一点是,人们显然是很喜欢按摩的。他们认为按摩(加上瑜伽和普拉提)的效果可以和服用治疗腰背痛的处方药的效果相媲美。

能量疗愈对缓解疼痛有效吗?

可能没有。

众所周知,在东方文明中,关于人体内和周遭存在某种"生命能量"的说法,已经有几千年的历史了,并且盛行于许多传统文化中。印度人称它为"生命气息",中国人称它为"气",日本人称它为"気"(qì)。上光灵气(Johrei)是日本人的一种能量疗愈仪式,其修习者称它为"神光能量"。在西方文明中,人们则简单地称它为"精神能量"。

对这些能量疗愈的治疗效果来说，人们有时会夸大其词。但是，对于它的真实疗效又没有任何实验数据。也有一些迹象表明，它们可能或多或少有助于缓解患者的疼痛。国际考克兰协作组织对 24 项关于各种触摸疗法的研究的回顾性研究发现，尽管数据尚不充分，但是结果显示，触摸疗法可能有助于减轻疼痛。美国加利福尼亚州的研究人员回顾了 13 项关于各种能量疗愈的研究，发现了其能减轻疼痛的证据。尽管研究人员也承认能量疗愈的治疗效果可能与普通放松的治疗效果难以区分。

英国的西蒙·辛格和埃德萨德·厄恩斯特是《把戏还是治疗？》一书的作者，这本书颇具批判意味。基本上，他们对精神能量疗法持消极态度，并声称能量疗愈的说法"完全不可信"。

治疗性触摸是指专业人员将一只手放在患者身上或靠近患者的地方，通过刺激患者的"能量场"以达到治疗疾病的效果。关于这种疗法，一名 9 岁女孩埃米莉·罗莎设计的一项著名实验的结果发表于《美国医学会杂志》上。具体实验内容是，21 名治疗性触摸的"专业人员"将手放在桌子上，调查人员把一条毛巾挂在他们面前，这样他们就看不到发生了什么。然后，在毛巾的另一面，一名调查人员将手置于"专业人员"的手的上方。这个想法是为了检测治疗性触摸的"专业人员"是否能够通过发现能量的细微变化判断出自己的哪一只手放在了调查人员的手的下方。实验结果让人大跌眼镜，治疗性触摸的"专业人员"的测试成绩很差，仅有 44％的人判断正确。

脊柱推拿对缓解背痛有效吗？

虽然这方面的研究结果好坏参半，但是脊柱推拿对缓解背痛可能确有帮助。

脊柱推拿——由脊柱按摩师、正骨医师和理疗师进行——是一种对关节施加受控力以恢复机体健康的治疗方法。对背痛的治疗来说，脊柱推拿是最流行的补充医学疗法之一。这种疗法并不昂贵（看一次病大约花费 60 美元），而且在某些情况之下，这类花费是可以由医疗保险报销的。有一些医学指南也将其作为治疗背痛的一种选择。

一些研究表明，对背痛的治疗来说，脊柱推拿和强化体育锻炼的效果也许能与服用非甾体抗炎药的处方药外加体育锻炼的效果相媲美。但是，其他研究将脊柱推拿和体育锻炼的效果相对比，结果并没有发现二者之间有太大的不同。

澳大利亚的一项研究表明，对背部和颈部疼痛的治疗来说，脊柱推拿比针灸、非甾体抗炎药或对乙酰氨基酚等药物的效果更好些。一项针对正骨推拿疗法的 6 项随机对照临床试验的回顾性研究显示，该疗法显著减轻了患者的背痛。

然而，也有其他研究得到了不同的结果。在加利福尼亚大学洛杉矶分校的一项研究中，研究人员将 601 名背痛患者随机分配到脊柱推拿组或标准医疗护理组。接受脊柱推拿治疗（或物理疗法）的人虽然更可能感觉到症状的改善，但是两组之间的差异并没有临床意义。研究人员对 26 项随机对照临床试验结果的荟萃分析,也得出了类似的结论。

英国的研究人员进行了一项随机临床试验,比较了体育锻炼、脊柱推拿、体育锻炼加脊柱推拿、常规护理对 1334 名背部疼痛患者的疗效。3 个月后,研究人员确实发现,在配合体育锻炼的情况下,脊柱推拿是最好的治疗背痛的方法。在巴西和澳大利亚的一项共同研究中,研究人员将 240 名背痛患者随机分配到普通体育锻炼组、强化躯干力量的特殊体育锻炼组或脊柱推拿组。在患者接受 6 个月和 12 个月的治疗后,各组患者的身体恢复情况基本相同。因此,这项研究并没有解决上述问题。

相对于背痛,颈部疼痛就显得有些复杂了。澳大利亚的一项针对 183 名颈部疼痛患者的研究发现,脊柱推拿比体育锻炼和标准护理更加有效。而且,其他研究也得出了类似的阳性结果。但是,就方法学而言,一些研究的质量不够好,因此人们很难相信这些结果。一般来说,这种情况在补充和替代医学研究中经常会发生。

关于采用脊柱推拿来治疗颈部疼痛,还存在一个小的却难以回避的治疗安全性问题。据报道,采用脊柱推拿治疗颈部疼痛已导致 26 名患者死亡。人们推测,这些患者的死亡可能是由于颈部的突然扭曲导致椎动脉破裂,从而引发了中风。(如果椎动脉的破裂已悄然发生,那么不仅仅是推拿治疗,任何突然猛拉头部的行为都可能导致严重问题。)

但应该注意的是,其他研究人员在试图评估颈部脊柱推拿的风险时也发现,尽管颈部脊柱推拿疗法的风险很小,但并不是完全没有风险。研究发现,接受颈部脊柱推拿治疗后椎动脉破裂的风险是每 585 万人中有 1 例。但是,人们关于这个问题的争论仍在继续。在《英国医学杂志》上发表的一篇评论文章中,赞成和反对的阵营各执一词,反对的阵营认为,颈部脊柱推拿是"不必要的和不可取的",而赞成的阵营则认为,"脊柱推拿可以使颈部疼痛患者获益"。

膳食干预可以缓解疼痛吗?

在一定程度上是可以的。

例如,最近的一项初步研究证明,为期 12 个月的无麸质膳食可以减轻子宫内膜异位症患者的疼痛。

核桃含有 ω-3 多不饱和脂肪酸
Photo by NordWood Themes on Unsplash

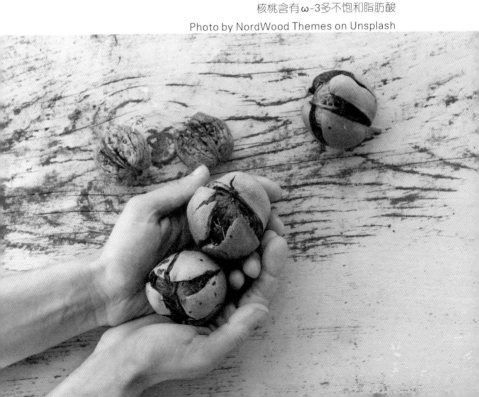

　　从理论上讲,生酮(高脂肪、低碳水化合物)膳食对减轻疼痛也可能有潜在的好处。

　　当然,一般来说,合理的膳食是身体健康的基础,如果一个人患有慢性疼痛,那么要格外注意膳食习惯。尤其是对关节炎等炎症性疼痛来说,最显而易见的办法,就是采取健康专家安德鲁·韦尔所说的抗炎膳食法。

　　抗炎膳食法指吃常见的水果和蔬菜,但也要摄入适当比例的多不饱和脂肪酸。ω-3 多不饱和脂肪酸主要来自富含脂肪的冷水鱼类、核桃、菜籽油、大豆和亚麻籽油,而 ω-6 多不饱和脂肪酸则主要来自玉米和红花籽油。

玉米含有ω-6多不饱和脂肪酸
Photo by Virgil Cayasa on Unsplash

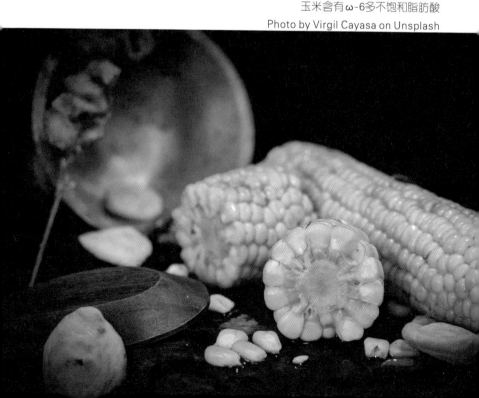

为什么 ω-3 多不饱和脂肪酸对人体健康很重要？

在人类早期历史中，人们摄入的 ω-6 多不饱和脂肪酸和 ω-3 多不饱和脂肪酸的比例非常接近 1∶1。而时至今日，人们摄入了相对太多的 ω-6 多不饱和脂肪酸，而摄入相对太少的 ω-3 多不饱和脂肪酸。大多数快餐食品里都富含 ω-6 多不饱和脂肪酸，而缺乏 ω-3 多不饱和脂肪酸。一般来说，膳食干预的目标是通过增加 ω-3 多不饱和脂肪酸的摄入来重建这一平衡。因为 ω-6 多不饱和脂肪酸会增加炎症反应风险，而 ω-3 多不饱和脂肪酸会减少炎症反应风险。在人体内，ω-6 多不饱和脂肪酸可以转化为激活免疫系统和炎症反应的化学物质。这有助于机体抵抗感染，但对关节炎等炎症疾病却十分不利。ω-6 多不饱和脂肪酸还有促进凝血的作用，如果一个人由于外伤正在出血，那么促进凝血就是一件好事。但是，如果一个人的体内正在形成可能导致心脏病发作或脑卒中的血凝块，那么促进凝血就是一件坏事。

有一些数据表明，来自鱼类或营养补充剂的鱼油可能有助于缓解类风湿性关节炎相关的炎症反应。鱼油中含有二十碳五烯酸和二十二碳六烯酸。一项观察性的研究调查了每天摄入至少 1200 毫克鱼油的类风湿性关节炎患者的情况。结果显示，近 60% 的患者的疼痛得到了缓解，并能够停止服用非甾体抗炎药。（请注意，市面上的鱼油补充剂的质量参差不齐，所以消费者选购时要格外小心。）此外，虽然鱼油中的 ω-3 多不饱和脂肪酸可以在一定程度上缓解关节炎的炎症症状，但是鱼油似乎并不能阻止疾病本身的发展进程。

如今,新的科学发现仍在不断涌现。例如,科学家们发现ω-3多不饱和脂肪酸也可以作为体内消退素合成的前体物质。消退素可以促进炎症的消退,对缓解炎症性疼痛也有潜在的好处。

维生素 D 有助于缓解疼痛吗?

可能有用。

维生素 D 作为"阳光"维生素已经为人们所熟知。之所以这样命名,是因为人体可以在太阳光的作用下合成维生素 D。实际上,维生素 D 也是一种激素。长期以来,人们一般认为维生素 D 可以缓解疼痛,也是一种预防骨质疏松和骨折(它们都可引起疼痛)的保护骨骼的维生素。此外,维生素 D 还可以预防一种叫作骨质软化的疾病,这种疾病会导致患者骨骼密度降低,进而产生大面积的骨痛。

但是,研究表明,科学家难以针对如何摄入维生素 D 提出科学建议。

2010 年,美国医学研究所在对 1000 多篇已发表的论文进行回顾性研究之后,发布了关于每天的维生素 D 摄入量的新建议(指南),而这个新建议令一些内分泌学家(治疗骨质疏松症、骨质软化和维生素 D 缺乏症的专家)感到迷惑不解。依据美国医学研究所的建议,成年人每天需要摄入 600 个国际单位的维生素 D,71 岁及以上的成年人每天需要摄入 800 个国际单位的维生素 D。美国医学研究所的研究人员表示,每天摄入 4000 个国际单位的维生素 D 是能确保安全的最高剂量。但是,每天摄入 600～800 个国际单位的维生素 D 是否真的就足够了呢? 特别是对生活在阳光较少的北方高纬度地区的人来说,这又是一个颇有争议的话题。许多美国人都缺乏维生素 D,所以在美国医学研究所发布其指南之后,美国内分泌学会质疑美国医学研究所推荐的每天维生素 D 摄入量是否真的足够。

继美国医学研究所发布指南后,2011 年,美国内分泌学会发布了它们自己的每天维生素 D 摄入量的指南。依据该指南要求,婴儿每天需要摄入 400～1000 个国际单位的维生素 D,1 岁至 18 岁的未成年人每天需要摄入 600～1000 个国际单位的维生素 D,18 岁以上的成年人每天需要摄入 1500～2000 个国际单位的维生素 D。

将补充维生素 D 用于缓解疼痛, 而不只是为了满足日常的营养需求, 效果又怎么样呢?

这个问题的关键在于,人们现有的关于维生素 D 缓解疼痛的实验数据还是很有限的。2010 年,欧洲的研究人员以通过邮件发出调查问卷的方式进行了调查研究,结果显示,体内维生素 D 水平较低的男性,更有可能罹患慢性疼痛,特别是肌肉骨骼疼痛。

截至目前,我们尚缺少关于维生素 D 的随机对照临床试验。德国的研究人员对 4 项研究进行了系统评述,但是由于这些研究在方法上不够好,所以现在研究人员无法得出明确的结论。圣路易斯华盛顿大学的研究人员研究发现,在某些特定的疾病条件下,如服用芳香化酶抑制剂的乳腺癌女性患者,补充额外的维生素 D 能减轻关节和肌肉疼痛。这是一个令人鼓舞的结果。印度和土耳其的研究也表明,补充高剂量维生素 D 可以减轻关节炎患者的慢性疼痛。韩国的研究人员对 215757 人的系统评价和荟萃分析的结果表明,体内维生素 D 水平较高与较低的类风湿性关节炎的风险和疾病严重程度有关联。但是,这些研究结果都来自对观察性研究数据的分析,而不是用维生素 D 进行干预所得到的数据。

意大利的一项随机对照临床试验的结果显示,补充高剂量维生素 D 可以缓解女性的痛经症状。此外,美国埃默里大学的一项小型研究的结果表明,给患有慢性疼痛的退伍军人补充维生素 D,可以改善他们的疼痛评分、睡眠状况、整体健康状况和社交能力等。遗憾的是,这项研究没有设置对照组。美国加利福尼亚州一项对近 500 名患有多发性硬化的患者进行的研究的结果显示,维生素 D 水平较高与较少的新发症状和较低的功能障碍风险有关。然而,需要重申的是,这也不是一项用维生素 D 进行干预的研究。

目前关于通过补充维生素 D 来预防疼痛性骨折的想法,有没有相关的实验研究结果支持呢? 2012 年,相关研究人员对纳入 31000 多人的 11 项临床研究进行了一项大型的荟萃分析,结果表明,服用维生素 D 补充剂在一定程度上对预防骨折是有效的。

在 2014 年的一次风湿病学会议上,英国的研究人员的报告结果显示,患者体内维生素 D 水平低与广泛性疼痛的发生是有关联的。但是,由于人们不可能将维生素 D 与抑郁、肥胖和缺乏体育锻炼等混杂因素的潜在影响区分开来,所以这些结果也是不确定的。

是否存在一种维生素 D 比其他任何类型的维生素 D 的效果都好?

这一问题仍然悬而未决。就在几年前,研究人员还认为维生素 D3 的效果优于维生素 D2。但是,人们现在认为两者的效果似乎相当。2011 年,国际考克兰协作组织对纳入 94148 名患者的 50 项研究进行了回顾性研究,结果发现,维生素 D3,而非维生素 D2,与人群总体死亡率较低有关。但是,这些研究人员并没有对慢性疼痛给予特别关注。其他的研究表明,实际上,一个人所摄取的维生素 D 的类型几乎无关紧要,不论是服用维生素 D 补充剂,还是饮用含维生素 D 的橙汁饮料。

目前,维生素 D 缺乏症的检测结果有多准确?

就血液检测维生素 D 的准确性而言,目前仍存在一些争论。虽然美国食品药品管理局批准了较新的维生素 D 的检测方法,但它可能导致结果不准确,进而有可能导致人们对维生素 D 缺乏的高估。

对于维生素 D 的使用,是否有安全底线?

有的。

尽管目前缺乏相关研究数据,但是一些疼痛学专家从自己的临床经验出发,确信补充高剂量的维生素 D 对某些疼痛患者而言是有益的。

但是也有报道称,补充高剂量的维生素 D 可能会对人体产生一些副作用。一项针对老年女性的研究表明,与服用安慰剂的患者相比,那些补充高剂量维生素 D 的患者——每年服用 50 万个国际单位——实际上发生骨折的比例更高。究其原因,目前有一种可能的解释是,服用高剂量维生素 D 的老年女性可能感觉更好,因此活动更多,从而也导致她们更频繁地摔倒以及骨折。而具体原因到底是什么,我们尚不得而知。

最关键的一点是,人们补充维生素 D 的尝试还是值得的。但是,需要注意的是,除非有医生的特别医嘱,人们每天补充的维生素 D 的剂量不要超过 4000 个国际单位!

其他补充剂是否有助于减轻疼痛?

人们耳熟能详的缓解疼痛(尤其是关节炎疼痛)的膳食补充剂有频繁出现在广告上的葡糖胺-软骨素。

然而,可惜的是,葡糖胺-软骨素似乎并不能缓解患者的疼痛。

2006 年,美国犹他大学的一个研究小组精心设计了一个名为 GAIT 的研究项目,并将研究结果发表在了《新英格兰医学杂志》上。研究人员将纳入的 1583 名有明显膝骨关节炎症状的患者随机分组,让 4 组患者分别每天服用 1500 毫克葡糖胺、1200 毫克软骨素、1500 毫克葡糖胺＋1200 毫克软骨素、

200 毫克塞来昔布或者安慰剂,持续服用 24 周。如果患者要求的话,那么所有患者都被允许每天额外服用 4000 毫克的对乙酰氨基酚。

总的来说,葡糖胺和软骨素的治疗效果并没有达到预设值,即疼痛程度至少减轻 20%,尽管其中一组中度至重度膝关节疼痛患者,确实感到疼痛有所缓解。2008 年,研究人员进一步报告说,相同剂量的葡糖胺和软骨素无法阻止膝骨关节炎患者失去软骨。2010 年,一项为期 2 年的随访研究也证实了这些早期的研究结果。2009 年,来自美国医疗保健研究与质量管理署的一份报告,也得出了同样令人失望的结论。

其他膳食干预措施对缓解疼痛有效吗?

生姜来自一种名为姜的植物。在印度和阿拉伯的传统医学中,生姜被广泛用于治疗疼痛和解决其他健康问题。在一项研究中,生姜提取物似乎确实可以减轻膝骨关节炎引起的疼痛。英国的一项对 8 项试验的回顾性研究得出了一个初步结论,生姜确实能起到抗炎的作用,可以帮助缓解各种类型的疼痛。伊朗的研究人员发现,生姜可以增强吗啡的镇痛效果。美国佐治亚州的研究人员发现,食用生姜或烹饪过的生姜都能在一定程度上缓解患者的肌肉疼痛。但是总体而言,目前我们尚不清楚生姜是否有助于缓解疼痛。

有研究表明,其他膳食补充剂,包括维生素 B2、辅酶 Q10、款冬和小白菊,都可能有助于缓解偏头痛。但是同样地,这些研究结果也并不可靠。

　　基于三项啮齿动物的实验研究结果表明,大豆蛋白可能有助于缓解炎症性疼痛。一项针对骨关节炎疼痛患者的研究也得到了令人鼓舞的结果。但是,显而易见,我们还需要更多的研究。

　　姜黄是阿育吠陀(印度传统医学)使用的基本药物,也是咖喱的主要成分。此外,姜黄还是一种潜在的消炎止痛剂。在美国亚利桑那大学的研究中,内分泌学家已经证明姜黄可以缓解动物的关节炎症。这一结果也表明,姜黄可能对关节炎疼痛有疗效。

　　长期以来,人们认为薄荷可以治疗胃肠道疾病。薄荷可能通过激活肠道内一种叫作 TRPM8 受体的特殊的可以镇痛的

生姜提取物似乎可以减轻膝骨关节炎引起的疼痛
Photo by Hilary Hahn on Unsplash

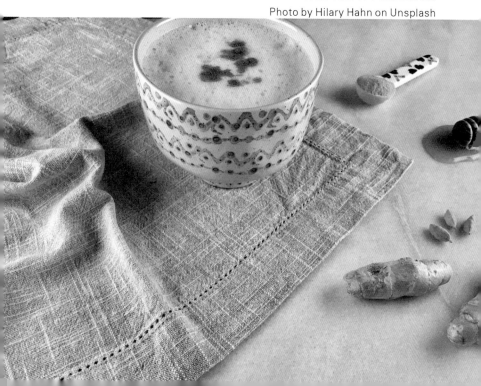

离子通道而发挥作用。

此外,其他一些草本止痛药也很受人们欢迎,但是目前也缺乏确凿的实验证据。这些草本止痛药包括小白菊、来自月见草的 γ-亚麻酸、鳄梨-大豆未皂化物、钩果草和乳香属植物。加拿大的一篇述评发现,其他的一些草本植物(如爪钩草、白柳和小米辣)与安慰剂相比,能够有效缓解腰背痛。

有一些初步的实验证据表明,注射维生素 B12 可能有助于减轻疼痛。然而,目前尚无定论。

但是,所有这些膳食干预都无法让疼痛患者感到满意。人们如果想在保健食品店里找到什么止痛神药,那几乎是不可能实现的。

磁铁疗法对缓解疼痛有效吗?

没有。

几个世纪以来,人们一直在使用静态磁铁(也被称为永久磁铁)对疾病进行治疗,希望以此缓解疼痛并且达到其他保健功效。在美国,静态磁铁行业是一个正在蓬勃发展、市值数百万美元的行业。磁铁可以被置于腰带、围巾、手镯或项链上,甚至放在床垫里。但是,磁铁缓解疼痛的证据是如此薄弱,以至于 1999 年,在美国联邦贸易委员会(Federal Trade Commission,FTC)的赞助下,一个名为"手术治愈所有人"的普法和消费者教育运动社会团体,对磁铁疗法商家作出未经证实的虚假广告宣传的行为,进行了猛烈地抨击。

最近,在一项针对骨关节炎患者的研究中发现,与佩戴对照手镯相比,佩戴磁铁手镯并没有减轻患者的疼痛。

除了静态磁铁疗法,在市场上被大力宣传推广的,还有脉冲电磁场疗法。脉冲电磁场疗法的原理是,通过使用脉冲电磁场疗法,在身体内或接近身体的空间诱导产生一个磁场。由于产生的是一个脉冲磁场(不稳定或不恒定的磁场),所以它有可能在体内诱导产生电场。此外,磁场本身也可能对人体产生某些生物学效应。

研究者已经有相当明确的证据表明,在治疗骨折的医学领域,脉冲电磁场疗法可能对骨折患者的康复有帮助。科学家们认为,当人体暴露于磁场时,促进骨骼愈合的细胞可能会更好

磁铁对减轻疼痛没有帮助
Photo by zengxiao lin on Unsplash

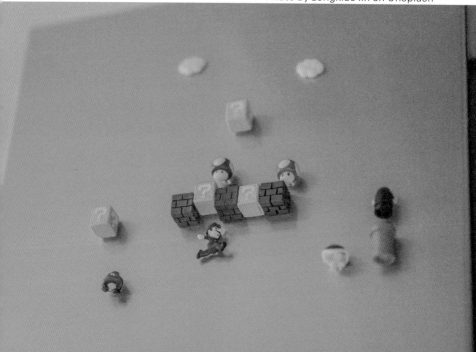

地生长和排列组合。20 世纪 50 年代以来,研究人员已经逐步证明,电流刺激也可以促进骨骼生长。

但是,当研究人员探讨脉冲电磁场疗法对治疗慢性疼痛的效果时,发现它似乎没有什么疗效。那么,用脉冲电磁场疗法缓解慢性疼痛就值得怀疑了。这里,对某些患者来说还有另外一重警告,磁铁疗法对装有心脏起搏器或胰岛素泵的人可能会有危险。

体育锻炼有助于减轻慢性疼痛吗?

是的,是的,是的,重要的事情说三遍。

事实上,对许多类型的疼痛(包括腰背痛、关节炎疼痛和肌纤维痛)来说,体育锻炼可能是最接近灵丹妙药的镇痛疗法。它对预防和治疗疼痛都有效果。

很久以前,欧洲的研究人员就证明了体育锻炼对疼痛有较强的预防作用。例如,丹麦的研究人员对 640 名在校学生进行了长达 25 年的随访调查,发现那些每周至少进行 3 小时体育锻炼的学生在一生中患背痛的风险较低。芬兰的研究人员对 498 名成年人进行了研究,发现体格最强壮的人患背痛的风险最低。英国的研究人员对 2715 名没有患背痛的成年人进行了研究,结果发现,进行体育锻炼并不会增加患背痛的风险,但总体健康状况不佳和体重超标却会增加患背痛的风险。挪威的研究人员对 46533 名成年人进行了研究,结果发现,在青年人和中年人中,坚持体育锻炼的人的慢性疼痛的患病率比不锻炼的人要低 10%~12%。就年龄在 65 岁及 65 岁以上的老年人而言,这一比例更大些,在老年女性中这一比例为 21% ～ 38%,而在老年男性中则略小些。

体育锻炼(尤其是针对背痛的体育锻炼)的治疗效果怎样呢?

一般来说,体育锻炼对身体有很大的好处。

脊柱和康复科专家詹姆斯·兰维尔博士是全球研究体育锻炼和背痛关系的领军人物之一,任职于波士顿新英格兰浸信会医院(New England Baptist Hospital)。首先,兰维尔博士指出,没有证据表明引起疼痛的活动是必须避免的。按照兰维尔博士的说法,甚至是"激进式"的体育锻炼,也不会增加人们

对于许多疼痛,体育锻炼可能是最接近灵丹妙药的镇痛疗法
Photo by Frame Harirak on Unsplash

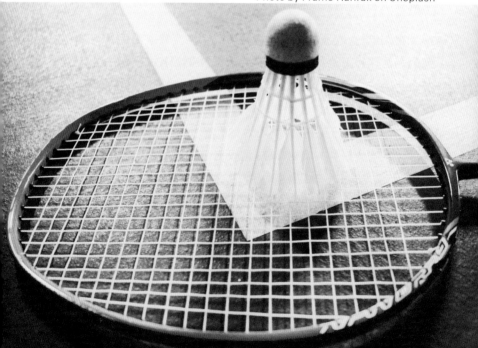

将来患背痛的风险。总之,患有慢性背痛的人应该出去走走,按照自己的意愿进行锻炼,如进行跑步、滑雪等体育运动。

就在不久前,人们还普遍相信,如果有必要的话,持续数周的卧床休息是治疗背痛的最安全、最有效的方法。现在,与之大相径庭的观点"休息就会生锈"却大行其道。事实上,患者由于背痛而长时间卧床休息反而可能增加致残率。研究人员对背痛患者进行的随机对照临床试验的结果表明,那些被告知卧床休息的患者与那些被告知坚持体育锻炼的患者相比,反而报告了更多疼痛体验。

多年前,瑞典的研究人员进行了一项研究,他们将 103 名背痛患者随机分配到体育锻炼组或常规护理组。研究纳入的患者都是因疼痛引起的功能障碍而请病假的蓝领工人。结果表明,参加体育锻炼的患者比不参加体育锻炼的患者能够更快地返回工作岗位。此外,芬兰的科学家们的研究、荷兰一项对 14 项随机对照临床试验的回顾性研究、2010 年瑞士对 9 项纳入 1520 人的研究进行的回顾性研究、2010 年荷兰对 61 项纳入 6390 人的研究进行的回顾性研究等其他研究,也都得出了与之类似的结论。2011 年,意大利的一项纳入 261 名慢性背痛患者的研究的结果也同样表明,那些坚持 12 个月体育锻炼的患者的整体健康状况得到了明显改善,疼痛也明显减轻了,而 310 名没有进行体育锻炼的对照组患者的病情则没有改善。

不得不说的是,许多患有慢性疼痛的患者非常害怕运动,这被称为运动恐惧症。患者错误地相信,进行体育锻炼会进一步引起身体的组织损伤和更多的疼痛。但是,殊不知,实际上患者如果放弃体育锻炼,就只会使疼痛病情变得更糟糕。通常，疼痛患者进行适度体育锻炼不仅不会造成组织损伤，反而可以缓解疼痛、恢复机体功能和社交活动能力，甚至对老年人也不例外。

有意思的是，研究人员在分析背痛患者的行为时发现，患者越恐惧运动，他们在进行身体活动时报告的疼痛体验就越多。但是，如果患者能够接受一些温和的心理疏导来克服这种恐惧，那么他们的身体状态就会变得更好些。荷兰的研究人员对 1572 名背痛患者进行的临床试验发现，那些最容易在 6 个月后仍遭受疼痛的患者，恰恰是那些最害怕运动的患者。此外，还有一些其他的研究与上述结论相一致。虽然改变患者的这种错误观念并不容易，但是只要努力，也是可以做到的。澳大利亚的研究人员在 3 年的时间里花费了 1000 万美元，在电视节目的黄金时段进行了宣讲，旨在说服背痛患者不要害怕运动。这种宣传教育的效果相当不错。许多背痛患者和医生都改变了他们长期以来持有的错误观念。

考虑到这一点，一旦人们发现他们可以通过体育锻炼缓解疼痛，他们就会成为体育锻炼的真正"信徒"。就在几年前，《消费者报告》杂志调查了 14000 多名在此前一年有过背痛经历的订阅者，并询问订阅者哪种治疗方法的镇痛效果最好。结果发现，体育锻炼是缓解背痛的最佳方法。另外，58％的受访订阅者补充说，他们希望自己能够进行更多的体育锻炼。

何种体育锻炼对缓解背痛最有效呢？

当前最流行的一种锻炼方式是力量训练，也称为抵抗力训练或者举重训练。爱尔兰的研究人员对 16 项纳入 1730 名慢性背痛患者的随机对照临床试验进行了荟萃分析,结果显示,力量训练是一种非常有效的缓解疼痛的方法。另一方面,也有其他数据表明,尽管针对背部的力量训练与不训练相比更加有效,但它并不比其他的训练形式更加有效。

对慢性背痛患者来说,多么努力地锻炼是合适的呢?

建议他们十分努力地锻炼。加拿大的研究人员发现,拉伸运动和力量训练可以改善疼痛和恢复机体功能。

力量训练可以有效减轻疼痛
Photo by John Arano on Unsplash

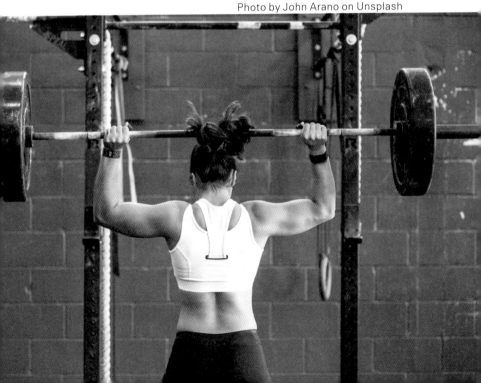

这是否意味着人们需要进行有氧运动（诸如跑步或骑自行车）来缓解疼痛？

尚不十分清楚。

2011 年，研究人员对科索沃电厂工人进行研究发现，与常规接受超声、热或电刺激等某种被动治疗的患者相比，被随机分配进行高强度有氧运动（如跑步机锻炼、骑固定自行车锻炼或爬楼梯）的患者，3 个月后在疼痛、功能障碍和焦虑方面，症状均显著减轻。值得一提的是，有氧运动对人们的身体健康还有很多其他的好处。

跑步等有氧运动对减轻疼痛的作用并不明确
Photo by chuttersnap on Unsplash

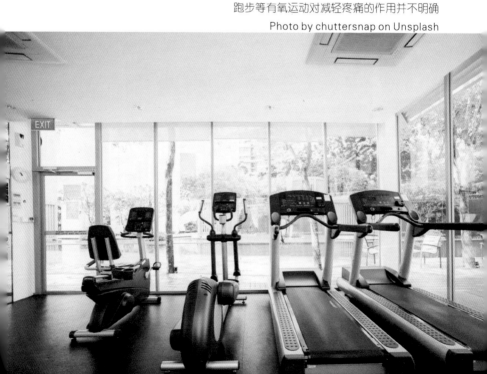

　　另一方面,中国香港的研究人员发现,对正在接受物理治疗的背痛患者来说,增加有氧运动项目并不会进一步缓解背痛患者的疼痛或改善他们的功能障碍。

参加集体锻炼比独自锻炼的治疗效果要好些吗?

　　也许是这样的。

　　一项针对 74 名年龄均为 57 岁的患有慢性背痛的女性的研究表明,集体锻炼可以帮助患者坚持下来。进行集体锻炼的患者也更少请病假、更少看医生。但是,其他研究却得出了更多似是而非的结论。

在泳池锻炼(水疗法)有助于缓解疼痛吗?

　　是的。

　　如果患者认为在健身房锻炼看起来强度太大或者不够有趣,那么在泳池锻炼会是一个不错的选择。

瑜伽怎么样? 练习瑜伽有助于缓解背痛吗?

　　是的。尽管瑜伽看起来很温和,但是练习瑜伽也可能会导致身体受伤。因此,我们对待瑜伽的态度,也需要更加谨慎些。

　　瑜伽是一种有几千年历史的古老而传统的运动方式,它将冥想、呼吸、特定的身体姿势(体式)和动作相结合。如今,瑜伽非常受欢迎。据统计,美国练习瑜伽的人数从 2001 年的 400

万激增到 2015 年的 2100 万。现在,瑜伽是十大最流行的补充和替代医学方法之一。许多研究表明,练习瑜伽能明显地缓解背痛。

但是,关于瑜伽的疗效,也还有值得探讨之处。

2011 年,英国的研究人员将 313 名患有慢性背痛的成年人随机分配到瑜伽组与常规护理组,并进行了比较研究。在 3 个月的时间里完成 12 节瑜伽课程的那一组患者,在 3 个月、6 个月和 12 个月后,他们的背部功能恢复得更好,但两组患者在背部疼痛方面的评分是接近的。

2011 年,在美国的一项研究中,西雅图某集团健康研究中心的研究人员将 228 名患有慢性背痛的成年人随机分配到 3

在泳池锻炼有助于减轻疼痛,而且有趣
Photo by Taylor Simpson on Unsplash

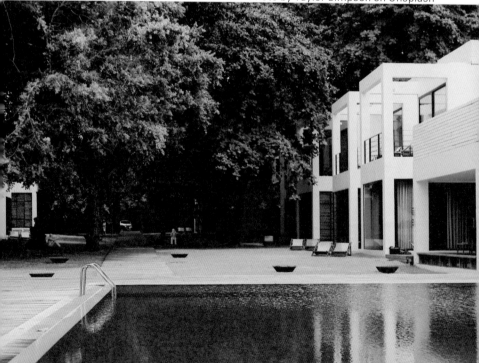

个组中,分别为 12 节瑜伽课程(每周一次)组、常规伸展运动组和自学护理书籍组。瑜伽课程组患者在功能恢复和疼痛的应对管理等方面做得更好些。但是,瑜伽课程组 15％ 的患者和常规伸展运动组 17％ 的患者,都反映有轻微到中度的不良反应,比如,瑜伽课程组一个患者出现了椎间盘突出症状。自学护理书籍组只有 2％ 的患者报告有不良反应问题。

《纽约时报》的科学专栏作家威廉·布罗德曾描述了一些与练习瑜伽有关的身体伤害。2012 年 1 月,布罗德引用一位著名的瑜伽教练的话说,他见过太多的人由于练习瑜伽而遭受身体损伤。现在他的观点是,练习瑜伽太容易使身体受伤,故绝大多数人应该放弃瑜伽。正如布罗德通过援引主流医学期刊的研究成果所指出的,瑜伽的某些姿势,尤其是那些过度伸展颈部的姿势,是较危险的。

普拉提有助于缓解背痛吗?

是的。与瑜伽相类似,普拉提是专注于受控制运动、呼吸和核心力量训练的运动,而且像练习瑜伽一样,练习普拉提似乎可以缓解背痛。

那么,人们是否应该在出现急性背痛时进行体育锻炼呢?

还是不要那么快。

急性背痛是你刚刚由于"做了某件事"导致你的背部突然很疼,我们对这时候进行体育锻炼的治疗价值尚不清楚。荷兰的科学家发现,体育锻炼对急性背痛没有什么帮助。一项针对共纳入 3676 名工人的 23 项随机对照临床试验的回顾性研究也发现,如果一个人急性背痛正在发作,那么进行体育锻炼可能不会加快他重返工作岗位的进程。

另一方面,挪威的研究人员发现,在急性背痛发作的人中,进行体育锻炼的人比不进行体育锻炼的人复发的概率更低。澳大利亚的研究人员发现,第一次急性背痛出现之后,进行体育锻炼的人比那些不进行体育锻炼的人在一年后复发的概率更小。

也就是说,等到患者的急性疼痛期结束后再进行体育锻炼并不算晚,也没有什么坏处。

体育锻炼有助于减轻关节炎疼痛吗?

当然,体育锻炼肯定是有帮助的。

关节炎是一种包含 100 多种类型的疾病。目前美国有5000 多万人患有关节炎,到 2030 年,关节炎预计将影响 6700万美国人。关节炎有两种主要类型,即骨关节炎和类风湿性关节炎。骨关节炎(也称为磨损性关节炎)是最常见的关节炎,其特征是关节软骨破裂,导致关节的骨头互相摩擦而产生疼痛。类风湿性关节炎是一种全身性炎症疾病,可以影响多个器官,但主要是影响患者的关节部位。

毫不奇怪,这两种类型的关节炎都让患者感到剧烈疼痛,以至于他们最不愿意做的事情就是体育锻炼,尤其对由于不进行体育锻炼而体重增加的人来说,而许多人都是这样的。医生认为,体育锻炼,尤其是像跑步或慢跑这样的高强度体育锻炼,对关节炎患者可能是有害的。许多年来,医生都不曾建议关节炎患者加强体育锻炼。但是,由于大量的研究已经表明,体育锻炼(包括水中体育锻炼)可以治疗关节炎疼痛,因此,医生的观点已经发生了巨大的变化。

体育锻炼对类风湿性关节炎有帮助吗?

荷兰莱顿大学医学中心的风湿病学专家苏珊娜·德容是该领域的领军人物之一。她的研究表明,除严重的病例外,对许多类风湿性关节炎患者来说,长期的、高强度的、负重的体育锻炼是安全且有效的。德容进行了一项纳入 309 名类风湿性关节炎患者的研究,结果表明那些被随机分配到一个名为 RAPIT(Rheumatoid Arthritis Patients in Training)的强化体育锻炼项目组的患者,他们的病情得到了显著的改善。RAPIT 组的患者进行每周两次、每次 75 分钟的力量训练和耐力训练,并且坚持了两年,这一点令人印象深刻!总的来说,通过 X 光成像检查,除了那些大关节在一开始就有很多损伤的患者外,RAPIT 组患者的关节并没有进一步受损。值得一提的是,体育锻炼还附带改善了类风湿性关节炎患者的心血管健康状况。通常,患有关节炎的人由于不经常锻炼,心血管功能容易受损,所以这一发现具有十分重要的意义。

德容团队的另一项研究表明,类风湿性关节炎患者不仅能坚持体育锻炼,而且他们也会逐渐爱上体育锻炼,这也有重要的意义。该团队进一步随访了 RAPIT 项目中的 146 人,到项目结束时,81％的人仍在参与体育锻炼,78％的人说他们会把该项目强烈推荐给其他类风湿性关节炎患者。18个月后的随访研究显示,尽管没起初那么频繁了,但最初参加 RAPIT 组的大多数患者仍然很努力地在进行体育锻炼。这个结果真是令人印象深刻。

荷兰的研究小组还发现,类风湿性关节炎患者参加强化体育锻炼项目,能够减缓他们的骨质流失的速度。尤其重要的是,他们还发现,两年的高强度负重体育锻炼不会让患者手和脚的小关节出现进展性关节损伤,相反,体育锻炼还可能保护患者脚部的关节。这一研究结果后来也得到了其他研究小组的证实。其他研究小组也发现,有氧运动对类风湿性关节炎患者是安全且有效的。

就骨关节炎而言,体育锻炼有帮助吗?

有帮助。

许多研究表明,水中体育锻炼和地上体育锻炼都对骨关节炎患者有帮助。但是,患者只有坚持体育锻炼,才能维持体育锻炼带来的益处。2010 年,荷兰的研究人员针对随访多年的膝关节或髋关节骨关节炎患者的研究发现,坚持进行体育锻炼的患者比不进行体育锻炼的患者遭受的疼痛更少,身体的整体机能也更好。

就肌纤维痛而言,体育锻炼能减轻疼痛吗?

是的,特别是这两种运动:有氧运动和太极拳。

曾几何时,肌纤维痛被认为是一种心理疾病。但是,现在越来越多的人认为,它是一种具有生物学和心理学特征的复杂疾病。根据国际疼痛研究学会的说法,肌纤维痛的临床特征是慢性的、广泛的骨骼肌疼痛,痛觉超敏以及在身体 18 个确定部位中至少有 11 个部位出现"压痛点"。人们认为,造成肌纤维痛的部分原因是中枢神经系统的疼痛敏感性的改变。

像腰背痛和关节炎一样,肌纤维痛在人群中也非常普遍。仅在美国,患肌纤维痛的就有 500 多万人,而全世界患肌纤维痛的人多达 2 亿。目前尚不清楚原因的是,与男性相比,患肌纤维痛的女性更多,而且患肌纤维痛的人通常伴有失眠、疲劳、焦虑、抑郁、胃肠道不适和头痛等症状。有时,肌纤维痛还能引起脑部解剖学结构的改变。

在所有针对肌纤维痛的疗法中,体育锻炼是尤为重要的一种。治疗药物有加巴喷丁、普瑞巴林等。

巴西的研究人员进行了一项为期 16 周的随机临床研究,结果发现,被分配到参加步行和进行肌肉强化体育锻炼两组的肌纤维痛患者,其状况比对照组患者都要好得多。研究结束时,80％的对照组患者仍在服用止痛药,相比之下,步行组患者的这一比例为 47％,肌肉强化体育锻炼组的这一比例为 41％。即使对那些一开始就不爱运动的人来说,坚持每天至少 30 分钟的体育锻炼,每周 5～7 天,也会明显地缓解功能障碍和减轻疼痛。而且,人们进行体育锻炼的时间是可以累积的,即所有体育锻炼并不需要一次性完成。

在各种对身体有益的体育锻炼中,有氧运动是最有效的体育锻炼方式之一。俄勒冈州的研究人员在一项针对纳入 3035 名肌纤维痛患者的 46 项研究的综述中发现了强有力的证据支持"有氧运动能缓解肌纤维痛"。他们发现，即使是低强度或中等强度的有氧运动，也能减轻肌纤维痛患者的疼痛和疲劳。

来自萨斯喀彻温大学的研究人员对 34 项关于体育锻炼与肌纤维痛的研究进行了评述，他们也找到了有力的证据证明有氧运动能缓解肌纤维痛，认为在理想情况下，每周进行 2～3 次有氧运动能有效缓解肌纤维痛。有氧运动缓解肌纤维痛的证据是如此令人信服，以至于现在美国疼痛学会和德国科学医学会协会（Association of the Scientific Medical Societies in Germany）的指南，都强烈推荐通过有氧运动来缓解肌纤维痛。

有氧运动也可以在游泳池里进行。西班牙的研究人员发现，在温暖的、齐腰高的水中进行有氧运动，可以缓解女性患者的肌纤维痛，并从健康层面提高生活质量。瑞典和德国的研究团队也得出了同样的结论。

太极拳是一种古老的健身方式。太极拳起源于中国传统武术，将缓慢、温和、优雅的动作姿势与深呼吸和放松相结合。和瑜伽一样，太极拳作为一种很有前途的缓解疼痛的体育锻炼方法，也越来越受欢迎。

佐治亚州萨凡纳的一项小型初步研究采用了反映肌纤维痛影响的问卷调查。肌纤维痛患者参加为期 6 周、每周 2 次的太极拳课程后，他们的肌纤维痛（反映在问卷调查评分上）情况得到了明显改善。

但最引人注目的是，2010 年波士顿的研究人员进行了一项为期 12 周的随机临床研究并将结果发表在《新英格兰医学杂志》上。研究人员将 66 名肌纤维痛患者随机分成两组,一组患者每周上 2 次太极拳课,由一位有 20 年教学经验的太极拳教练来教授课程,另一组患者每周接受 2 次健康教育和拉伸训练。练习太极拳的患者不仅在疼痛方面,而且在情绪、生活质量和睡眠质量等方面都有了显著的改善。6 个月后,这一效果仍然存在。

慢性疼痛是否存在心身效应?

存在,而且很大。从生物学的角度来看,人们在重度的疼痛中不产生情绪反应,几乎是不可能的。在基本的脑解剖学的层面上,情感反应是人对疼痛的内在反应。这是人与生俱来的本能反应。大脑中处理情绪的部分(边缘系统)与负责躯体感觉的部分(躯体感觉皮质)有着千丝万缕的联系。

但这并不意味着,疼痛感受完全是由心理因素引起的,或者"完全在你的大脑中",正如医生经常告知慢性疼痛患者的那样。然而,这的确意味着,人们可以使用认知行为疗法、冥想、催眠、分心等类似技术来缓解患者的疼痛。

安慰剂效应是心身效应的一部分吗?

是的。显然,患者积极的心理预期会给治疗带来好处,甚至所谓的"治疗"只是一种糖丸或者假手术。当患者和医生有效地利用安慰剂效应时,安慰剂效应就会成为一剂良药。

在英国牛津大学,疼痛学研究人员给 22 名志愿者的腿部施加热刺激,并将静脉滴注仪器连接到志愿者的身体上,这样就可以暗地施加或不施加强效止痛药瑞芬太尼。志愿者置身功能性磁共振成像脑部扫描设备中。在初始状态下,志愿者的平均疼痛评分为 66 分(分越高疼痛越强烈)。在不知情的情况之下,他们服用了一剂止痛药,之后,他们的平均疼痛评分降到了 55 分。接着,他们被告知自己正在服用一种强力止痛药,之后他们的平均疼痛评分更加显著地下降到了 39 分。最后,他们被告知已经停用止痛药,但实际上并没有后,他们的疼痛评分飙升至 64 分,几乎达到了初始值。此外,疼痛评分的变化也与脑部扫描的变化情况相一致。

有意思的是,过去的观点认为,安慰剂效应只有在人们被欺骗,以为药片或手术是真正的治疗手段时才会起作用。但是,2010 年,哈佛大学的研究人员发表在《公共科学图书馆·综合》(PLoS ONE)上的一项精心设计的、颠覆范式的研究发现,即使患者被告知服用的药物是安慰剂,安慰剂效应仍然有效。这项研究纳入了 80 名肠易激综合征的患者,一半患者被随机分配到安慰剂组,他们被告知药片是安慰剂。另一半患者没有接受治疗,但两组患者与给他们看病的医护人员交流的时间是一样的。

那么,请猜猜哪一组患者的疼痛减轻了。答案是服用安慰剂的那组。这项研究清楚地表明,对患者进行治疗不仅涉及药物治疗,还涉及患者的心理预期,包括由医生和护理人员所提供的心理预期。

安慰剂效应是如何发挥治疗作用的呢？

研究表明，安慰剂效应可能是通过改变人的大脑活动来减少疼痛的体验的。一些研究发现，人们积极的心理预期与大脑疼痛敏感区域的活动减少有关，包括丘脑、岛叶和前扣带回皮质。安慰剂效应也可以通过增强前额皮质的活动来发挥作用，而前额皮质是负责认知和判断的脑区。

针对脑部扫描开展的研究表明，人们积极的心理预期会触发大脑内内源性阿片样物质（如内啡肽）的释放，从而减弱从躯体传到大脑的疼痛信号。一项研究表明，能阻断阿片类药物作用的药物纳洛酮会阻断安慰剂效应。瑞典的研究人员已经发现，安慰剂效应产生的镇痛作用所涉及的脑区与阿片类药物产生的镇痛效果所涉及的脑区是大致相同的。美国的研究人员已经发现，当安慰剂效应产生镇痛效果时，大脑中含有一种阿片受体（μ 受体）的区域也会变得活跃起来。

有意思的是，安慰剂效应在人体的不同部位会产生不同的镇痛效果。在一项研究中，意大利的研究人员在志愿者身体的 4 个部位（左手、右手、左脚和右脚）通过注射辣椒素诱发疼痛。研究人员还引入了缓解疼痛的一种特定心理预期，他们在志愿者身体的某一部位，如左脚上擦了一种药膏，并告诉志愿者这是一种强效止痛药。实际上，这种药膏不是真的止痛药，而是安慰剂。令人惊讶的是，志愿者们说，当身体的其他 3 个部位感觉到疼痛时，他们的左脚，也就是涂了安慰剂药膏的那只脚没有感觉到疼痛。当志愿者们被注射了纳洛酮后，再次重复试验,安慰剂效应就完全消失了。

除了通过内啡肽发挥作用,安慰剂效应还可能通过人体合成的大麻样物质内源性大麻素来发挥作用。

因此,我们能得出的关键信息是,患者积极的心理预期可以增强疼痛治疗的效果。医生和护士等医护人员提供的这种积极的心理预期,也成为疼痛治疗的重要组成部分。

何谓疼痛灾难化? 它会让疼痛加重吗?

疼痛灾难化是一种适应不良的认知和情绪习惯,它导致人强迫性聚焦于疼痛,想象各种最坏的情景,并普遍相信疼痛是无止境的、生不如死的、可怕的和无法康复的。疼痛灾难化使患者的疼痛更严重,女性往往比男性更容易出现疼痛灾难化。

一般来说,我们有几种方法可以判断一个人可能出现多大程度的疼痛灾难化,其中包括含有 13 个问题的疼痛灾难化量表。该量表可用来衡量一个人的左思右想、对事物的夸大和感到孤立无助的心理倾向性的强度。这个量表使用起来很简单,具体做法是只要给每个问题一个从 0 分(一点也不)到 4 分(一直都是)的分数,然后把分数加起来就行。以下是该量表所包含的问题:

(1)我一直为疼痛是否会结束而担忧。

(2)我觉得我活不下去了。

(3)这太可怕了,我觉得我再也不会好起来了。

(4)这太可怕了,我觉得它压倒了我。

(5)我觉得我再也受不了。

(6)我开始担心疼痛会变得更严重。

(7)我一直在想其他有关疼痛的事情。

(8)我迫切地想让疼痛消失。

(9)我似乎无法把疼痛从我的脑海中抹去。

(10)我一直在想它到底有多痛。

(11)我一直在想我多么希望疼痛能够停止。

(12)我没有办法减轻疼痛的强度。

(13)我在想是否会有比疼痛更严重的事情发生。

通常,健康的、无疼痛的成年人的得分为个位数。得分在15分左右表示这个人有中度的疼痛灾难化。如果分数上升到满分52分,那么这意味着这个人有了疼痛灾难化倾向严重。通常,肌纤维痛患者的得分在20~30分。毫不意外的是,患有慢性背痛和关节炎的人往往评分也相对较高。疼痛灾难化不仅使人痛苦,还是不良预后的一个标志。疼痛灾难化可以干扰一个人对疼痛的应对能力,过度放大神经系统处理疼痛信号的方式,实际上妨碍了患者从疼痛治疗中获益。

目前,一种减少疼痛灾难化的治疗方法是认知行为疗法。

何谓认知行为疗法? 它是如何帮助减轻疼痛的?

在所有帮助慢性疼痛患者的应对技巧中,认知行为疗法是最有效的方法。认知行为疗法并没有专注于童年时期产生的深刻的、潜在的情感问题(当然,这可能也是有用的),而是聚焦于"此时此地"。这一疗法可能不会使疼痛完全消失,但它确实可以减轻一个人因疼痛而面临的情绪困扰,而这反过来又能减少疼痛体验。

例如,如果你一直在想"我是个彻头彻尾的失败者",那么结果就是你可能会感觉很糟糕。如果你注意到了这个想法,让它在你的脑海中待一会儿,然后用一个可能更加准确的想法来代替它,那么你就可能会想,"我有时可能会把事情搞砸,但是我通常都做得很好。"结果就是,你可能会感觉好一些。同样地,如果你一直在想,"疼痛永远都会这么强烈",那么我希望你看看你的疼痛日记,事实上,你的疼痛体验在白天总是上下波动的。

在一项对颞下颌关节紊乱综合征患者的研究中,与只接受认知行为疗法相关教育的患者相比,接受过 4 个疗程的认知行为疗法训练的患者的疼痛要轻得多。疼痛缓解的效果似乎也可以长期维持,至少持续了一年之久。认知行为疗法已被证明可以减轻多种类型的疼痛,包括肌纤维痛、背痛和头痛,以及慢性疲劳综合征、肠易激综合征诱发的疼痛等。

一项对 16 项严格的荟萃分析(每一项荟萃分析都是从其他的研究收集的数据)进行的大型回顾性研究发现,认知行为疗法对精神疾病非常有效,对缓解疼痛也有一定的疗效。

较早时候,英国的研究人员对先前 25 项研究进行了一次荟萃分析,结果发现认知行为疗法能有效地改善整体的疼痛体验,尽管这种改善的程度较小。英国的研究小组还发现,使用认知行为疗法的患者中,有七分之一到三分之一的患者在缓解整体的疼痛体验和情绪困扰方面,临床疗效显著。此外,认知行为疗法对儿童的疼痛也有疗效。

甚至当人们在网上学习认知行为疗法时,它也可以起作用。哈佛医学院的研究人员收集了 11 项关于认知行为疗法的研究的结果,在这些研究中,慢性疼痛患者是在网上在线学习的这种疗法。在线学习的认知行为疗法的确帮助患者减轻了疼痛,尽管对疼痛的改善程度很小。

认知行为疗法对倾向于出现疼痛灾难化的患者似乎特别有效,即使是那些疼痛已经持续了许多年的患者。

还有什么其他的心理调节技巧有助于减轻疼痛?

一种是分心术,也就是把患者的注意力从疼痛体验中转移开。在一项对纳入 4000 名疼痛患者的 51 项研究的汇总数据的荟萃分析中,研究人员发现音乐可以减轻患者的疼痛和减少患者对阿片类药物的需求。尽管音乐的镇痛效果较弱,但确实能减轻疼痛。

现在,分心术的理论被应用于高科技的镇痛医疗技术,可以把患者的注意力从痛苦的医疗程序中转移出来,比如在烧伤患者清创,烧伤绷带的更换和预防感染的伤口清理过程中的应用。美国西雅图大学的心理学家利用虚拟现实技术对分心术进行了研究。他们的早期患者之一是一位 40 岁的男子,他的手部、颈部、背部和臀部都被深度烧伤,他需要服用阿片类药物来度日。当清理他的烧伤部位时,止痛药物对这种极度的疼痛没有什么作用。但是,虚拟现实技术对缓解疼痛有很大帮助。当然,这听起来确实有点奇怪。

　　具体做法是,那位烧伤的患者坐在连接有虚拟现实眼镜的座位上,当护士在患者一只手上割断绷带的同时,患者用缠着绷带的另一只手握着电脑的操纵杆。患者还戴着耳机,在一个名为"冰雪世界"的假想之地中穿行。虽然人们看不见他的脸,但他的肢体语言也表明他已完全陷入游戏的情境之中。这种身临其境的体验似乎会让大脑相信他们的身体处于其他地方。

　　德国的研究人员已经证明,分心术可以阻止疼痛信号从脊髓到大脑的传递。在一项纳入 20 名男性志愿者的研究中,研究人员在疼痛测试期间对志愿者的手臂进行热刺激,并使用了两种不同形式的记忆任务来分散志愿者的注意力。在测试过程中,志愿者置身功能性磁共振成像设备中,以记录他们脊髓中的神经活动。一次简单的记忆测试并没有太大的挑战性——还不足以分散注意力,以阻断上行的疼痛信号。而一次更难的记忆测试确实证明,分心术在脊髓水平显著地阻断了疼痛信号的上行。研究人员额外给志愿者注射安慰剂或阿片受体拮抗剂(纳洛酮)以观察分心术是否通过产生内啡肽来阻断疼痛信号。结果显示,当给志愿者注射纳洛酮时,分心术就无法阻止疼痛信号向上传递了。

何谓生物反馈疗法？　它有助于减轻疼痛吗？

　　作为一种技术,生物反馈为复杂的身心连接提供了更多的实验证据。生物反馈是一种能够使个人学习如何为改善健康和机能而改变生理活动的过程。现在,缓解患者的疼痛已经成为生物反馈的主要用途之一。

生物反馈可以通过几种技术方法进行，一种是被称为表面肌电图的技术。在这项技术中，表面电极被放置在某些肌肉上，用来检测引起肌肉收缩的动作电位信号。这种生物反馈可用于治疗许多疼痛疾病，包括头痛、颈部痉挛和颞下颌关节紊乱综合征等。一种更精密的技术是，将电极放置在头皮上，以检测大脑中的电活动。科学家已经开始探索使用这种脑电图机的效果有多好，使用这种技术可能有助于减轻疼痛。

最令人兴奋的，也许是神经学家肖恩·麦基（Sean Mackey）的实验室研发的治疗疼痛的生物反馈技术。这种生物反馈技术被称为实时功能性磁共振成像的神经反馈。

传统的生物反馈技术，是通过监控心率、血压和体温等"下游"过程来感知自主神经系统的反应过程。实时功能性磁共振成像的神经反馈则聚焦于"上游"过程，也就是说，在实验过程早期起作用的脑区。在一项关键的实验中，麦基的团队让志愿者躺在功能性磁共振成像扫描仪中，用来实时观察和控制志愿者的大脑活动。

麦基对大脑中一个称为前扣带回皮质的关键的疼痛处理区域特别感兴趣。他的想法是看人们是否可以学会控制前扣带回皮质的活动。如果可以的话，那么是否能实现更好的疼痛控制。对这两个问题的回答都是肯定的。

这项实验纳入了健康的志愿者，他们接受了各种认知策略的培训，了解如何增加或减少前扣带回皮质中的脑活动（比如告诉自己疼痛并不是那么严重）。当志愿者练习了这些之后，他们看着电脑的显示屏，上面显示着从前扣带回皮质发出来的信号。电脑显示屏以几种方式显示着传输来的信号,例如让火焰看起来更热或更冷,而这取决于前扣带回皮质传输来的信号。在此期间,志愿者的手臂受到从轻微到强烈的热刺激。引人注目的是,志愿者通过使用所学习的技术,能够做到随意放大或减弱他们自己对疼痛的感知。

冥想的效果怎么样? 它会减轻疼痛吗?

冥想可能是用来缓解疼痛的最好的心理技巧,就好比体育锻炼是所有缓解疼痛的物理疗法中的"灵丹妙药"一样。冥想看起来很简单(尽管不一定很容易),而且是完全免费的。冥想全天候都可以练习,而且冥想对缓解患者的疼痛确实能起

冥想可能是用来缓解疼痛的最好的心理技巧
Photo by Ksenia Makagonova on Unsplash

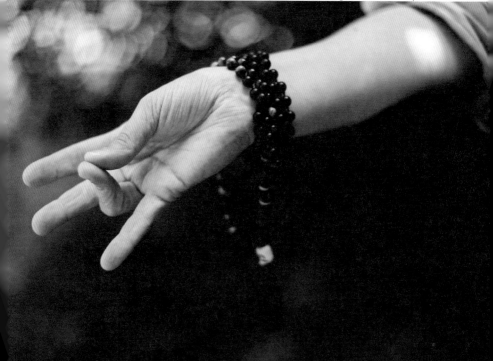

作用。

冥想有很多种不同的技巧,而许多种冥想技巧都源于数千年的佛教传统。这种冥想方法是先静静地坐下来,把思想集中在当下,能意识到自己当下的想法和感觉而不去加以评判。许多人会数呼吸的次数,有些人则盯着燃烧的蜡烛。就慢性疼痛来说,冥想是一种停止与疼痛抗争的方式,或帮助人们与疼痛共存的方法。

一项开创性的研究显示了冥想是如何改变一个人大脑前部的活动的。这项研究是由冥想大师乔恩·卡巴特-津恩和威斯康星大学情感神经科学实验室主任理查德·戴维森完成的。乔恩·卡巴特-津恩在马萨诸塞大学医学院创建了一个应用广泛的基于正念冥想减压的为期8周的项目。

在有心理压力的人中,大脑的右侧皮层(更情绪化的一侧)过度活跃,而左侧皮层(更理性化的一侧)则活跃度较低。杏仁核在压力过大的人中也表现得过度活跃。一般认为,杏仁核是恐惧情绪的信息处理中心。通常看来,习惯于平静和快乐的人的左侧前额皮质相对于右侧表现得更活跃,并且倾向于分泌较少的压力荷尔蒙(皮质醇)。

戴维森和卡巴特-津恩招募了心理压力较大的志愿者,这些志愿者都来自威斯康星州麦迪逊的一家高科技公司。一开始,所有志愿者都接受了脑电图机的测试,通过将电极放置在头皮上以收集脑电波信息。然后,志愿者被随机分为冥想组和对照组。冥想组有25名志愿者,参加卡巴特-津恩为期8周的课程,对照组有16名志愿者。

在 8 周后，所有志愿者都接受了另一轮脑电图机测试和流感疫苗接种。他们还进行了血液测试，以检查接种疫苗后的抗体反应。4 个月后，所有志愿者再次接受脑电图机测试。到研究结束时，冥想者的脑成像结果准确地验证了研究人员的假设，也就是说，脑活动向左侧额叶明显转移，而非冥想者没有这种变化。冥想者对接种流感疫苗也有更强的免疫反应。

通过使用更先进的现代技术和磁共振扫描来代替脑电图机技术，波士顿马萨诸塞州综合医院的神经科学家萨拉·拉扎尔和布鲁斯·费希尔对 20 名有冥想经验的志愿者进行了研究。这 20 名志愿者多年来一直进行冥想训练，平均每天 40 分钟。科学家们将他们的脑部扫描结果与 15 名非冥想者的脑部扫描结果进行了比较。结果如何呢？冥想与大脑的长期变化有关，包括整个大脑皮层的厚度增加，尤其是与注意力、内感受（即注意内部的身体刺激，如注意到自己的胃是"揪在一起的"）有关并涉及感觉信息处理的相关脑区。

同样地，加拿大蒙特利尔大学的研究人员研究了 17 名长期冥想者和 18 名对照者，用磁共振成像进行脑部扫描，发现冥想者的疼痛敏感性较低，且与疼痛相关的脑区（包括前扣带回皮质、海马旁回和前脑岛）的厚度更厚。研究人员推测冥想起作用的方式是通过将疼痛的感觉成分与认知评价成分"解耦"来实现的。

世界各地的实验室也产生了大量其他令人鼓舞的研究成果。在波士顿马萨诸塞州综合医院的一项实验性疼痛研究中，冥想者，而不是非冥想者，在实验室中能够减少 22％的"疼痛不愉快感"，当他们处于"正念"状态时，他们的预期焦虑减少了

29％。对志愿者进行的功能性磁共振成像扫描也提示了这种"解耦"效应。换句话说,冥想训练能帮助人们注意到痛觉,而不是试图改变这种痛觉,从而在本质上将痛觉的情感成分与其纯粹的感官成分区分开来。

催眠对缓解疼痛有帮助吗?

有帮助。

由于催眠和自我催眠涉及深度放松和集中注意力,所以这与我们已经讨论过的其他技巧有相似性。最大的区别是催眠还包括"建议",也就是说,让人体验一些不同的事情(例如,一些令人愉快而不是痛苦的事情),抑或是在"被暗示"时做一些不同的事情(例如,伸手拿一块口香糖而不是一支香烟)。专家将催眠定义为一种社会互动,即一个人对另一个人(催眠治疗师)提供的"建议"作出回应。在自我催眠中,患者要学会自己对自己做这件事。

催眠治疗师可以使用许多类型的"建议"来帮助患者缓解疼痛。有时,它发挥作用是通过催眠治疗师给患者的"建议",比如说催眠治疗师"建议"患者想象疼痛正在发生变化,也许正在减轻或变得麻木,抑或是"建议"患者想象一种越来越强烈的舒适感。有时,催眠治疗师会"建议"患者把刺痛感觉想象为振动感觉。其他时候,催眠治疗师可能"建议"患者想象疼痛是如何微妙地从腹部转移到了腿部。疼痛患者也可以试图想象自己与躯体分离,也就是说,将自己转移到另一个更愉快的地方去。

2011 年，华盛顿大学的心理学家进行了一项对 33 名患有慢性疼痛的成年人的催眠研究，他们发现，那些结合使用自我催眠和认知重构这两种方法的人比单独使用任何一种方法的人更能减轻疼痛。研究小组还显示，脊髓损伤的患者通过自我催眠可以减轻日常的疼痛。催眠也被证明可以减轻儿童的疼痛，例如接受腰椎穿刺和骨髓穿刺等手术时产生的疼痛。

神经影像学的研究结果表明，催眠可以阻止疼痛信号到达大脑的躯体感觉皮质，同时也可以调节边缘系统（情绪处理）对疼痛的情绪反应。换句话说，如果人们把注意力集中在疼痛以外的事情上，大脑对疼痛的情绪反应就会平息下来。

就所有这些替代疗法而言，有关键的要点吗？

有的。最关键的一点是要对自己的疼痛负责。包括运动、冥想、针灸、按摩和增加摄入 ω-3 脂肪酸在内的所有替代疗法，建议患者全部尝试。如果每一种方法都能减少一点疼痛，那么结合使用会伴随着这样一种感觉，那就是你对自己的疼痛境况有了更多的掌控，而不仅仅是疼痛的受害者。这可能会产生非常大的变化。

8　前路漫漫

在过去的数十年里,那些患有艾滋病、乳腺癌、功能障碍和其他疾病的人,努力消除他们的羞耻感,紧紧地团结在一起,并且走上了街头巷尾。他们这么做的目的是让自己罹患的这些疾病能引起全世界人们的关注。

那些形容枯槁的艾滋病患者,把宣传条幅悬挂在世界各地的城市,时刻提醒当前未受感染的人们:人的生命是有意义的。为了给乳腺癌相关研究筹款,疲惫的妇女们穿着运动鞋和鲜亮的 T 恤衫步行数千米,有些妇女仍然戴着化疗时的头巾,有些人手里还拿着因乳腺癌去世的她们的母亲、女儿、姐妹的遗物。

那些身患残疾的人们,聚集在华盛顿哥伦比亚特区的国会大厦前,扔掉他们的拐杖和轮椅,并徒手爬完了国会大厦的台阶——1990 年国会大厦的爬行活动。此后不久,美国国会通过《美国残疾人法案》。

引起全世界的关注、加快相关立法和增加科研经费,现在看起来这些举措的确需要许多宣传造势或政治运动。但是,这么做的确是可以成功的。在今日之美国,由于艾滋病病毒携带者和艾滋病患者进行了声势浩大的社会活动,政府在科研投入上为每位确诊的艾滋病患者平均花费了 2562 美元。而与之形成鲜明对比的是,政府在科研投入上为每位慢性疼痛患者平均仅花费了区区 4 美元。

这种现状的确是令人沮丧的。但是,这种政府科研资助力度的差异表明,政治运动可以带来变革。在世界上的某些地方,人们坚持不懈的政治努力已经带来了更好的针对疼痛和姑息治疗的政策法规。

是否有姑息治疗范例？

有的。

最著名的例子可能发生在印度的喀拉拉邦。在那里,人们所取得的成就要归功于一位叫拉贾戈帕尔的姑息治疗医师,以及其他参与这项工作的他的同事们。

外表看起来,拉贾戈帕尔是一名轻微秃顶的绅士,用"绅士"一词形容他最恰当不过了。他戴着一副眼镜,眼睛明亮,小胡子也修剪得整整齐齐,还时常展现出平和的微笑。作为受过培训的麻醉师,他已经用实际行动证明了即使是在世界上对吗啡限制最严格的国家(印度),也可以为患者进行很好的疼痛管理和治疗。

大约 70 年前,拉贾戈帕尔出生于印度喀拉拉邦,他献身于姑息治疗起始于几十年前的一天。那一天,他目睹了邻家一名男子疼痛得尖叫的场景。这名男子快死于癌症了,他的头皮上布满了肿瘤。作为一名年轻的医学生,拉贾戈帕尔从来没有见过这样的情形:疼痛居然可以让一名成年男子整日整夜地嚎叫,而无暇顾及其他任何事情。这名男子的家人恳求拉贾戈帕尔提供一些帮助,但是他也无能为力。当时的他只是一名在校的医学生。

但是,这一亲历事件深深触动了拉贾戈帕尔,并促使他从医学院毕业后,开始为印度民众争取更好的疼痛管理而奋斗,这也成为他的终身使命。2003 年,拉贾戈帕尔在卡利卡特医学院(Calicut Medical College)早期开展疼痛缓解治疗的基础上,成立了一个非政府慈善信托基金,并担任主席。

2012年,该慈善信托基金的旗舰机构特里凡得琅姑息治疗科学研究所(Trivandrum Institute of Palliative Sciences)宣布正式成为世界卫生组织的合作伙伴,这是一个在全球范围内帮助宣传疼痛缓解政策的正式机构。

现在,在拉贾戈帕尔团队的努力之下,印度喀拉拉邦拥有蓬勃发展的姑息治疗体系,已经拥有约170家姑息治疗中心。相比之下,印度安得拉邦同样面临艾滋病导致的严重疼痛问题,但仅拥有4家姑息治疗中心。

实际上,喀拉拉邦面积仅占印度国土总面积的1%,人口占印度总人口的3%。然而,喀拉拉邦已经在放松对吗啡的管制方面起了带头作用。结果是,印度现在75%～80%的姑息治疗中心位于喀拉拉邦。

综观整个印度,患癌症的临终患者中只有1%的患者使用过吗啡,甚至只有50%的地区肿瘤医院储备有吗啡。而在喀拉拉邦,现在患癌症的临终患者中有40%已能够使用吗啡了。

拉贾戈帕尔是如何在姑息治疗领域取得这些成果的?

拉贾戈帕尔展示了良好的姑息治疗体系是如何发挥作用的,并将之推广到大众,然后依靠道德和法律等管理渠道来改变旧的制度。而大前提是,印度宪法保障人民拥有有尊严地活着的权利。拉贾戈帕尔声称,印度人民也有权利选择有尊严地死去,而人民如果无法获得疼痛缓解和姑息治疗服务,就等于剥夺了人民的这一基本权利。他还声称,由于吗啡价格很便宜,所以药物的成本并不是问题所在——在印度,农民甚至种植罂粟,而吗啡就是从罂粟中提取来的。他认为,拒绝给正在遭受疼痛的患者使用吗啡,是一种"愚昧无知"或者"残酷无情"的行为。

拉贾戈帕尔的论点是如何改变印度的麻醉药品法律的?

印度于 1985 年通过的法律文件《麻醉药品和精神药物法案》,实际上是一本管理法规,总共有 1642 页。除了其他一些规定,它要求对涉及麻醉药品的违法行为判处 10 年有期徒刑。这一法规促使许多药店减少了麻醉药品的库存以避免可能遭到的严厉处罚。该法规还要求对涉及阿片类药物处方的任何过失判处强制监禁,甚至是没有造成任何药物滥用的、极其微小的、无意的过失。

在 20 世纪 90 年代,拉贾戈帕尔与美国威斯康星疼痛与政策研究小组合作,说服印度中央政府向各地方政府提出了改革的建议。然后,他专注于喀拉拉邦,并成功地推动了阿片类药物政策的一些变革。其中尤其重要的是,简化了医疗机构获得口服吗啡的程序。慢慢地,在喀拉拉邦,缓解疼痛的理念从一个城市传播到另一个城市。

2005 年,拉贾戈帕尔再次向地方政府施加压力。2008 年,喀拉拉邦正式宣布了一项姑息治疗政策,将姑息治疗整合纳入初级医疗体系。如今,喀拉拉邦地区约 900 家初级保健中心中的大部分中心至少有一名护士接受了为期 3 个月的姑息治疗培训。尽管拉贾戈帕尔想要的许多变革仍未在大医院实现,但这也是他推动印度的姑息治疗体系向前迈出的重要一步。

2008 年,拉贾戈帕尔向印度最高法院提起诉讼,敦促印度政府简化整个国家的阿片类药物管理法规,请求法院指示政府废除 1985 年法案在疼痛治疗中设置的不必要的障碍,指示医疗和护理委员会将姑息治疗纳入医学课程,并让各地区将姑息治疗纳入当地的卫生政策。

2014 年,印度议会最终修改了 1985 年法案,取消了制药公司与医院获取和储存吗啡所需的名目众多的许可证。拉贾戈帕尔的抗争获得了胜利——缓解疼痛是一项人权,而且任何阻碍患者获取疼痛缓解药物的严格规定都违反了这一基本权利。

修订后的法案要求印度各地区对制造、储存和分配吗啡类药物许可证的发放进行统一监管。法案修订以前,医疗机构需要从不同机构申请 4~5 个许可证才能储备吗啡,现在只需要一个许可证就行了。截至 2015 年,印度政府已采纳了 2014 年修正案中概述的步骤,详细说明了获取吗啡的相关程序,尽管这些程序仍然需要由印度的各邦和 6 个联邦属地贯彻实施。

印度的姑息治疗现在与西方国家处于同等水平了吗?

还没有。

有关组织称,印度喀拉拉邦一半以上的人口仍无法获得姑息治疗。在大多数医疗保健机构,姑息治疗仍然供给不足或根本不存在。大多数专业医疗人员仍然没有接受过姑息治疗方面的系统培训。尽管喀拉拉邦取得了一些成效,但在印度全国范围内,只有不到 1‰ 的人口可以获得吗啡。

也许,这一点不足为奇。一代又一代的医生一直在学习医学知识并行医,然而连一片吗啡也没见过。陈旧的观念不可能在一夜之间发生改变。

但是,对拉贾戈帕尔来说,他迄今取得的成就是弥足珍贵的。他指着一名男子使用吗啡前后的两张照片进行对比。在使用吗啡前,这名患有肺癌的男子一次平躺的时间不会超过10 分钟。他无法忍受任何其他姿势带来的疼痛,所以他需要休息时不得不趴在自己的膝盖上。然而,在使用吗啡不到 1 个小时后,他就可以坐着享用一杯茶。正如拉贾戈帕尔所说,类似这样的形形色色的故事,患者和他们家属脸上宽慰的表情,以及让 1000 万印度人获得以前无法获得的吗啡,这些都是促使他继续义无反顾地从事这一事业的不竭动力。

世界上其他哪些地方的吗啡可获得性已经有所改善?

乌干达。

与印度喀拉拉邦类似,乌干达的吗啡可获得性的改善是由一个叫安妮·梅里曼(Anne Merriman)的医生大力推动的。安妮·梅里曼是一名英国医生,也是一名传教士。

乌干达是一个极度贫穷的国家。医生的数量少得可怜,大约每19000人中才有1名医生。乌干达近60％的人口甚至从未见过医生。更糟糕的是,由于艾滋病在乌干达的大规模流行,该国承受着特别严重的慢性疼痛的负担。事实上,根据世界卫生组织的报告,在许多国家,癌症是导致死亡的主要原因,而在乌干达,73％的临终患者仅死于艾滋病,22％仅死于癌症,3％死于癌症和艾滋病共患病,仅有2％死于其他疾病。

梅里曼出生在英国的利物浦,后来,她考入爱尔兰的一所医学院,并在尼日利亚、马来西亚和新加坡各工作过一段时间。1990年,她成为肯尼亚内罗毕临终关怀医院的第一位医疗主任。1993年,她搬到乌干达,在那里创办了乌干达临终关怀医院。该医院为整个非洲姑息治疗提供了"梅里曼医生模式"。

由于她的努力,乌干达政府现在允许临终关怀工作者将口服吗啡带入该国。2002年,乌干达政府修改了法律,以便更多的医生可以为患者开具吗啡。

还有其他哪些国家推进了疼痛管理和姑息治疗?

哥斯达黎加在推进疼痛管理和姑息治疗上,也取得了明显成效。事实上,德国和美国得克萨斯州的研究人员对19个拉丁美洲国家的排序显示,哥斯达黎加这个小国取得的进步最为显著。排序的依据包括,提供姑息治疗教育的医学院的比例,获得资格证的姑息治疗医师的人数,以及人均阿片类药物的消费量。智利、墨西哥和阿根廷也比许多其他拉美国家做得更好。

根据研究人员在《健康事务》杂志上发表的文章，尼日利亚、孟加拉国、缅甸和约旦的吗啡可获取情况也有所改善。有关组织指出，哥伦比亚和罗马尼亚也取得了进展，主要归功于在非政府组织机构和政府机关工作的医疗人员减少了疼痛治疗中遇到的障碍。

在尼泊尔，由国际疼痛政策奖学金资助的每一位肿瘤学专家，能获得该国制造的 3 种形式的口服吗啡，以帮助医护人员在培训中学习如何使用吗啡缓解疼痛，并帮助国家姑息治疗协会开设姑息治疗课程。

在约旦，世界卫生组织在安曼进行的一个示范项目，已经开始成为中东其他地区疼痛缓解的范例。该项目为住院患者、门诊患者和居家患者提供姑息治疗服务。作为该项目的一部分，关于阿片类药物处方的规定条款也已放宽，以利于更好地实施疼痛管理方案。

在乌克兰，国际压力和有关人们在疼痛中垂死挣扎的媒体报道，已经促使政府批准了口服吗啡的生产和分发。

在越南，姑息治疗的倡导者采用世界卫生组织提出的策略，已经能够让更多的患者使用吗啡。2010 年，该国吗啡消费量比 2003 年增加了 9 倍多，人均增长幅度高于许多其他亚洲国家。提供姑息治疗的医院的数量也从 3 家增加到 15 家。

在 2013 年的一份报告中，研究人员发现，在 2006 年至 2010 年，有 67 个国家的阿片类药物消费量出现了小幅增长。

当今世界的疼痛问题已经被提上议程了吗？

并没有，但是已经有了一些应对举措。

2011年，世界卫生组织发布了一份指南，共21项准则，帮助世界各国确保疼痛患者的需求不会由于控制药物滥用的措施而无法得到满足。

2014年，世界卫生大会（World Health Assembly，WHA）发布了一项具有里程碑意义的决议，呼吁增加姑息治疗并将其作为整合医疗的一部分，提高吗啡等基本药物的可获得性。（世界卫生大会是世界卫生组织管理运作的论坛。）

世界卫生大会决议指出，全世界每年有4000多万人需要姑息治疗。国际麻醉品管制局应该防止麻醉药品的滥用，但也应认识到必须帮助患者缓解不可避免的疼痛。该决议特别敦促各国向国际麻醉品管制局提供姑息治疗药物的估计需求数量，并督促各国继续实施世界卫生组织关于管制药品的获取方案。

2015年，来自许多国家的顶级疼痛医生和研究人员宣布成立哈佛全球公平倡议—柳叶刀委员会，负责全球疼痛管理和姑息治疗，这一举措能够对许多国家的政策制定者产生巨大的影响。

在美国，疼痛问题已经被提上议程了吗？

并没有。

联邦政府提供的资金仍然微不足道。与美国国立卫生研究院一样，美国国防部和退伍军人事务部也只将很少的经费预算用于疼痛研究。学术界投入的研究经费实际上正在减少，制药业对疼痛研究的支持也有所减少。

美国疼痛学会是一个由疼痛医师和研究人员组成的专业组织，它指出相对于慢性疼痛的患病率、疾病负担和经济损失，资助慢性疼痛的经费显得严重不足。"疼痛对人类社会的影响，怎么强调都不过分。但是，公立部门和私立部门进行疼痛相关的研究，仍然严重缺乏经费，"该组织总结道，"尽管联邦政府正在努力改善对疼痛研究的资助状况，但目前的举措仍不足以应对这样严重的问题。"

根据美国疼痛学会的说法，人们需要投入资金和精力来研发新的疼痛治疗方法。人们还需要改善对慢性疼痛的预防、诊断和管理。此外，人们需要更好地利用现有的治疗方法，更好地了解健康政策如何影响疼痛治疗，以及接受更好的疼痛教育。

但这需要加强领导，该组织表示："诸如将人类送上月球、向癌症宣战、解码人类基因组，以及找到一种阻止获得性免疫缺陷综合征流行的方法，这些政府自上而下作出的决策就是很好的范例。"

难道每天有 1 亿美国人遭受疼痛折磨，就不那么重要吗？

根据 2014 年美国国立卫生研究院研讨会的报道，主流媒体仍然几乎只聚焦于阿片类药物的滥用,而很少关注疼痛患者的需求。因此,仍有大量美国人得不到最有效的疼痛治疗。

关于阿片类药物的长期止痛效果是好是坏,目前仍然缺乏可靠的数据。正如 2014 年美国国立卫生研究院的报告所指出的,"对于医生作出的使用阿片类药物治疗慢性疼痛的每个临床决定,仍然缺乏足够的依据"。

2011 年美国医学研究所的报告带来了什么进展吗?

进展并不多,而且已经取得的进展大多在幕后。

该报告发表后,没有媒体进行宣传。机构间疼痛研究协调委员会被授权作为 2010 年《平价医疗法案》的执行者,召开会议讨论了医学研究所报告中的建议。

在没有经费预算的情况之下,机构间疼痛研究协调委员会成立了一个分委员会,负责制定后来被称为美国《国家疼痛战略》的方案,这是一份针对美国医学研究所的报告的行动计划。该方案于 2016 年 3 月由美国卫生与公众服务部正式发布。

《国家疼痛战略》旨在"为疼痛的预防、治疗、管理和研究制定一个全面的人口健康水平的战略规划"。该文件指出,如果对疼痛的研究和治疗"没有持续性的和扩张性投资",那么美国想实现疼痛管理的"文化转型"几乎是不可能的。

撰写《国家疼痛战略》的委员会并没有回避美国医学研究所的报告中强调的阿片类药物滥用的难题。他们已经认识到:

虽然存在阿片类药物挪用和滥用这些严重的问题，以及人们对长期服用阿片类药物的有效性的质疑。但是，他们还是相信，当阿片类药物按处方规定使用并得到适当监控时，特别是对急性疼痛、术后疼痛和程序性疼痛，以及希望得到更多疼痛缓解的临终患者来说，阿片类药物是相当安全和有效的。

该委员会还指出，对疼痛本身以及慢性疼痛患者的负面成见，包括医疗保健专业人员的态度，都可能会损害医疗保健体系。尤其重要的是，要改善目前的报销制度，来推行跨学科的、以患者为中心的护理，而不是当前的按服务付费的模式，并进一步改善医学院校关于疼痛的教育现状。

在其他地方，有人为推动疼痛医学事业发展作出不懈努力吗？

有的，但前进的道路很艰难。正如印度的拉贾戈帕尔发现的那样，每一次进步都是举步维艰的。

或许，美国最著名的一次促进运动是名为"贯彻国家疼痛战略的行动联盟"的团队实施的。该团队由堪萨斯城实用生物伦理中心的生物伦理学家迈拉·克里斯托弗领导。克里斯托弗曾是美国医学研究委员会、机构间疼痛研究协调委员会和美国国家疼痛战略委员会的委员。与拉贾戈帕尔一样，克里斯托弗多年来一直与联邦委员会、私人和学术团体合作，致力于将慢性疼痛列入国家议程。

2015年6月，贯彻国家疼痛战略的行动联盟这一组织联合疼痛倡议工作组——一个由 17 个团体组成的、致力于改善美国的疼痛护理状况的联盟,在华盛顿哥伦比亚特区召开了一次会议。这些团队向公众传递 4 条核心信息:①慢性疼痛是真实而复杂的,可能单独存在或与其他疾病状态一起存在;②慢性疼痛是一种未被完全认识的和资源不足的公共卫生危机;③有效的疼痛护理需要有更多的治疗选择;④让人们遭受不经管理的疼痛是不道德的和不合伦理的。

来自专业协会、学术机构、联邦机构和患者权益团体的 100 多名代表出席了该会议,旨在助力美国国家疼痛战略从愿景转变为现实。但是,参会者也表示了强烈担忧,包括该战略缺乏具体性和问责制,也缺少时间表和执行经费,需要规范医疗保健费用的报销制度等。

该组织还呼吁对疼痛进行更多的研究,调查不同种族的人群在疼痛治疗上存在的差异,将美国国防部的研究成果用于民众,为临床医生开发更好的疼痛筛查工具,并为执业的临床医生提供更多关于疼痛的继续教育机会。尤其重要的是,参会者也支持这个充满政治色彩的想法,即治疗疼痛患者的倡议者和治疗吗啡成瘾者的倡议者应该一起工作,而不是互相孤立,应该一起去找到方法,实现这两个群体的目标。

贯彻国家疼痛战略的行动联盟也一直在努力使堪萨斯城成为改善疼痛教育和治疗的全国典范。但是,这项运动也因为缺乏足够的资金而停滞不前。从积极的方面来说,以患者为中心的成果研究所为堪萨斯城的这项工作提供了少量资助。这是一家总部设在华盛顿哥伦比亚特区的独立、非营利、非政府组织的机构,其目标是资助那些为了明确在医疗保健领域哪些治疗方式有效、哪些治疗方式无效的研究工作。

　　另一个活跃的组织是美国慢性疼痛协会（American Chronic Pain Association）。该协会成立于 1980 年，由彭尼·考恩（Penney Cowan）领导。考恩本人是一名慢性疼痛患者，隶属于机构间疼痛研究协调委员会。考恩的团队聚焦于如何通过同行的互相支持和教育来管理疼痛。

　　在加利福尼亚大学洛杉矶分校，研究人员建立了一个全球范围的慢性疼痛患者脑部扫描图像数据库。北美和欧洲有十几个机构参加此项目。数据库的不断增长应该有助于推动疼痛研究。

　　在斯坦福大学，卫生研究院疼痛登记处，现在已被称为合作健康成果信息登记处。这是一个开源的、开放标准、免费的团体，可以向临床医生提供治疗成果的信息。

　　在塔夫茨大学，麻醉师丹尼尔·卡尔建立了一个名为疼痛研究、教育和政策的创新项目，该项目可以给未来的医疗保健领导者授予理学硕士学位。

　　在美国联邦政府内部，美国国立卫生研究院和机构间疼痛研究协调委员会也建立了一个数据库来跟踪 1200 多个疼痛研究项目。此外，美国国立卫生研究院已经建立了十几个疼痛教育的卓越中心，作为中心平台为医生和其他健康专业人员提供更好的疼痛教育。它们分布在巴尔的摩、西雅图、费城、爱德华兹维尔（伊利诺伊州）、罗切斯特、阿尔伯克基、波士顿和匹兹堡等城市。

现在,美国食品药品管理局要求制药公司对缓释和长效阿片类药物进行额外的研究和临床试验,包括药物上市后的监测。这些研究需要尝试解答一些问题,比如相对于药物滥用者,合法用药的疼痛患者发生药物成瘾的风险是多少。此外,制药公司还被要求了解"医生购物"的次数,以及明确患者是在滥用药物,还是仅仅为了获得更好的治疗效果。另一个目标是,检查医疗记录是否显示患者有使用阿片类药物的问题。如果有的话,公司要试图确定患者服用阿片类药物仅仅是依赖、错用,还是成瘾,以及患者是否正处于阿片类药物引起的痛觉过敏状态,也就是由阿片类药物引起的疼痛敏感性增强的状态。

当然,这是一项非常艰巨的任务。是否有足够的政治意愿来实现这些目标,还是一个尚未解决的问题。

《平价医疗法案》将会改善疼痛治疗的现状吗?

有可能。

该法案优先考虑增加对慢性病管理(表面上看应该包括慢性疼痛)的支持,包括慢性病护理和自我管理的培训。但是,目前尚不清楚这是否会实现。

美国医学院校的疼痛教育状况是否正在改善呢?

2011 年,约翰斯·霍普金斯大学的一项研究显示,美国医学院校的学生在 4 年学习期间平均仅获得 9 个小时的疼痛教育。目前没有数据显示情况有所改善。

2012 年,国际疼痛研究学会修订了许多学科的课程指南,包括医学、护理学、药学、心理学、物理治疗和职业治疗。但是,美国医学院校的疼痛教育仍然严重不足。目前,这些建议或指南是否正在被广泛采用,我们尚不清楚。

那么,美国民众是否真的有希望获得更好的疼痛治疗?

有的。但是,就像在印度和乌干达一样,进展非常缓慢,而这沉重的负担似乎大部分都落在少数人身上。

在美国,辛迪·斯坦伯格就是这些人中的一员。她曾是一家技术公司的产品开发经理,公司就位于马萨诸塞州剑桥市的哈佛广场附近。

斯坦伯格留着短发,目光炯炯,头脑敏捷灵活。在推动慢性疼痛治疗和阿片类药物管制的进程中,她似乎命中注定要在美国政坛上扮演一个重要角色,尽管她从未想过自己会走上这样的人生道路。她 30 多岁,婚姻幸福,有一个 2 岁的女儿。她从没有耽误一天的工作,甚至在她分娩的那一天。在 1995 年 3 月 3 日上午 10 点,她的命运发生了根本变化。

1995 年 3 月 3 日,就是那个改变了斯坦伯格命运的日子。当时,她所在的公司正在搬迁办公室。她一边给客户打着电话,一边走出办公室并打开抽屉取文件。搬运工人拆除了办公室的小隔间,并将拆下的隔板堆放在她的文件柜的后面,而她对此完全不知情。

当斯坦伯格打开抽屉时,整个文件柜和 10 个小隔间的隔板突然砸向她。她想转身避开,但是已经来不及了。抽屉正好砸中她的背部。她被砸倒在地并压在了文件柜和小隔间的隔板下面。她背部中间的韧带和神经因撞击而断裂。自从那次事故以后,她每一天每分每秒都在遭受疼痛的折磨。

在这之后的头 5 年里,斯坦伯格坚持工作,为员工、承包商以及福布斯 500 强企业的客户主持会议。在许多天里工作结束时,她只能含泪回家。最终,疼痛让她变得非常虚弱,她不得不放弃自己的事业。时至今日,她的脊柱仍然很不稳定,以至于她无法支撑太久。当她尝试运动时,肌肉痉挛会变得难以忍受。所以,她会先站立 1 小时左右,再躺下休息 25 分钟,一整天都这样循环往复。她仍然会去波士顿交响乐大厅听音乐会,但是在中场休息时会躺下来。当她坐飞机时,她要买两个座位,这样她就可以躺在上面了。

斯坦伯格需要接受药物治疗、进行大量的体育锻炼以及热情投入新职业中(为患者争取权益)。在会议上,她发表演讲,然后拿起瑜伽垫和枕头,退到一个能听到其他发言者声音的角落躺下来。当进行小组讨论的时候,她会回到座位上,活力满满地参与讨论。她每个月都会主持疼痛患者支持小组的会议,向每个成员挥手致意、问好,并回答与会者的问题。

斯坦伯格长期担任马萨诸塞州疼痛倡议政策委员会的主席。最近,她又担任了国家级职务,任美国疼痛基金会主任,负责政策宣传。她经常在国家科学和医学会议上发言。

正如拉贾戈帕尔在印度的工作一样,斯坦伯格的工作也需要坚韧不拔的毅力。

2009 年,斯坦伯格花了一年的时间与马萨诸塞州公共卫生部(Massachusetts State Department of Public Health)合作编写指导方针,以确保政策对疼痛患者是公平的。例如,对牙科、护理、医生助理和药房的注册委员会来说,斯坦伯格致力于为从业者制定标准,包括疼痛管理计划、清晰的患者记录,并承认"耐受性和生理依赖性是正常的后果,持续使用阿片类药物并不等同于成瘾。"(这项政策的制定对马萨诸塞州 14 万名医疗保健专业人士产生了显著影响。)

她与州立法者合作,要求医生在疼痛管理方面接受 3 个小时的继续教育,包括安全开出阿片类药物处方,以此作为获得执照的条件之一。这项工作的开展使得马萨诸塞州成为少数几个需要反复进行疼痛管理培训的州之一。

2014 年,在查理·贝克当选马萨诸塞州新任州长两天后,他宣布成立一个特遣小组来应对该州的阿片类药物危机。斯坦伯格立即为当地的美国国家公共电台写了一篇文章,建议贝克在寻求解决阿片类药物滥用问题时,不要让合法用药的疼痛患者在需要阿片类药物时更难获得。

斯坦伯格很快被任命为该特遣小组的成员,她是 18 名成员中唯一一名代表疼痛管理的成员。特遣小组在全州各地召开会议,听取了 1100 人的证词,分析了 150 多个利益相关组织提交的大量文件,其中包括医疗保健机构、医学协会、地区检察官办公室和社区组织,并制订了一项可靠的计划,为药物成瘾者进行改善和康复治疗。

如果没有斯坦伯格的话,那么那份报告中就不会提到慢性疼痛。斯坦伯格曾多次在报告中列入一份关于疼痛患者获得阿片类药物的声明。刚开始这份声明被拿了出来,她力争保留这份声明。反反复复了几次,最后她成功了。该声明写道:"这些建议旨在确保患有慢性疼痛的个人能获得阿片类止痛药,同时减少个人获取和使用阿片类药物用于非医疗目的的机会。"

这也许只是一次小小的胜利。但是,尽管如此,这也是迈向关注慢性疼痛患者的权利的关键一步。斯坦伯格还在报告中提出了其他建议,这些建议可能有助于减少阿片类药物滥用和成瘾,同时又不会损害疼痛患者的合法权益。这些措施包括疼痛管理、安全开具处方药、作为获取执照的条件之一对所有开具处方药的医生进行成瘾培训,以及鼓励公立和私营保险公司在业务上覆盖疼痛替代治疗的费用。

正如美国的斯坦伯格、印度的拉贾戈帕尔和乌干达的梅里曼所经历的,改变来之不易,而且进程缓慢,这的确令人沮丧。但是,解决全球疼痛危机是一项全人类道义上的责任。无论以何种伦理衡量标准,无论是富裕国家还是贫穷国家,人们"疼痛着生活"和"疼痛着死去"都是不可接受的。这将产生一系列的改变,包括政府的资助政策、医学院的教育方案和相关法律法规的修订。

只有当像拉贾戈帕尔和梅里曼这样的医生能为他们的临终患者提供吗啡时,只有当疼痛治疗的倡导者斯坦伯格、克里斯托弗和考恩等人发出他们的呼声时,只有当全世界的人们都在倾听他们的声音时,以上这些变化才会真的变为现实。

参考文献相关说明

本书原版参考文献一共 123 页,秉承环保理念,本书纸质版将不附加参考文献,而是为您提供参考文献的电子资源。如需要,请扫描下方二维码获取电子资源。